PEDIATRÍA EN LA PRÁCTICA MÉDICA GENERAL

PEDIATRÍA EN LA PRÁCTICA MÉDICA GENERAL

María Olivo, Cristian Ayala, Daniel Puertas, Nelly Arequipa
Viviana Quisilema, Karina Pacheco, Juan Pablo Jaramillo
Sandra Coba, Andrea Naranjo, Alain Rivera, Marco Rodríguez
Rodrigo Ruiz

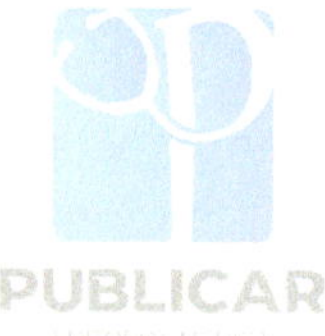

2020 Publicar Editorial Médica
Diseño de Portada: Julio Álvarez
ISBN: 978-956-6090-04-5
Impreso en Ecuador - Printed in Ecuador

ÍNDICE DE AUTORES

AUTORES

María Belén Olivo Peñaranda
Título de Médico por la Universidad Central del Ecuador
Médico Residente Hospital General IESS Quito Sur
Meningitis

Cristian Xavier Ayala Casa
Título de Médico por la Universidad Central del Ecuador
Médico Residente del Hospital Básico de Baeza
Médico General de Biomed – Campus UDLA Park
Otitis Media

Daniel Vicente Puertas Tumipamba
Título de Médico Pediatra por la Universidad Central del Ecuador
Médico Especialista de Pediatría del Hospital San Francisco de Quito IESS
Bronquiolitis

Nelly Yolanda Arequipa Chiquito
Título de Médica por la Universidad Central del Ecuador
Médica de Atención Primaria en Centro Medico Celina
Neumonía

Viviana Angie Quisilema Ron
Título de Médica por la Universidad Central del Ecuador
Médica Residente del Hospital Pablo Arturo Suarez
Asma

Karina Elizabeth Pacheco Romero
Título de Médica por la Universidad Central del Ecuador
Médica Residente del Hospital Pablo Arturo Suarez
Laringotraquitis (CRUP)

Juan Pablo Jaramillo Quito
Título de Médico por la Universidad Central del Ecuador
Médico General de la Armada del Ecuador
Enfermedad por Reflujo Gastroesofágico

Sandra Gabriela Coba Loor
Título de Médica Cirujana por la Pontificia Universidad Católica del Ecuador
Médico Residente del Hospital del Día IESS El Batán
Constipación

Andrea Stephanie Naranjo Jaramillo
Título de Médica Cirujana por la Pontificia Universidad Católica del Ecuador
Médica en Libre Ejercicio de la Profesión
Hepatitis

Alain Michel Rivera Obando
Título de Médico por la Universidad Central del Ecuador
Médico Residente del Hospital San Francisco de Quito IESS
Síndrome Nefrítico

Marco Esteban Rodríguez Revelo
Título de Médico por la Universidad de las Américas (UDLA)
Médico en Libre Ejercicio de la Profesión
Infección de Vías Urinarias

Rodrigo Fernando Ruiz Flores
Título de Médico por la Universidad Técnica Particular de Loja
Magister en Gerencia en Salud para el desarrollo local por la Universidad Técnica Particular de Loja
Médico de Atención Primaria de Salud del Distrito 11D02 Catamayo - Chaguarpamba – Olmedo
Anemia

ÍNDICE

CAPÍTULO 1

María Belén Olivo Peñaranda

Meningitis

Meningitis

Introducción

La meningitis es un proceso inflamatorio agudo del sistema nervioso central causado por microorganismos que afectan las leptomeninges. Un 80% ocurre en la infancia, especialmente en niños menores de 10 años. (Baquero, Vecino, & Del Castillo, 2007)

En la última década, con la introducción de nuevas vacunas frente a los gérmenes causales más frecuentes (Haemophilus influenzae b, Neisseria meningitidis C y Streptococcus pneumoniae) y con el desarrollo de antibióticos más potentes y con buena penetración hematoencefálica, ha disminuido la incidencia y ha mejorado el pronóstico de la infección, pero las secuelas y la mortalidad no han sufrido grandes cambios. (Baquero, Vecino, & Del Castillo, 2007)

La meningitis bacteriana aguda ocurre en todo el mundo, se desarrolla en individuos de todas las edades y causa morbilidad y mortalidad. En 2013, se estima que ocurrieron 16 millones de casos de meningitis bacteriana aguda. (Larry E; 2018).

Es esencial que los médicos reconozcan los signos y síntomas clínicos de la meningitis y entiendan su manejo y prevención. El objetivo de esta capitulo es la meningitis bacteriana aguda en niños, incluidas sus causas en diferentes grupos de edad, epidemiología, características clínicas, diagnóstico, tratamiento y secuelas. (Swanson D; 2015)

Meningitis Bacteriana Aguda Después Del Periodo Neonatal

Es una de las infecciones que pueden ser más graves en lactantes y niños mayores. La etiología de la meningitis bacteriana y su tratamiento durante el periodo neonatal es diferente a de los niños mayores. (Behrman R, Kliegman R, Jenson H; Infecciones del SNC. Nelson Tratado de la Pediatria, Pag; 2039)

Etiologia

Durante los primeros días de vida las bacterias que causan meningitis en lactantes normales reflejan la flora materna y el entorno al que está expuesta el lactante. Los agentes patógenos más frecuentes son; los estreptococos de los grupos B y D, los bacilos entéricos gramnegativos y la listeria monocytogenes. (Behrman R, Kliegman R, Jenson H; Infecciones del SNC. Nelson Tratado de la Pediatria, Pag; 2039)

La meningitis bacteriana en niños de entre 2 años y 12 años suele se causado por S. pneumoniae, N meningitidis o H influenzae tipo b; la misma que disminuye su incidencia por la introducción de la vacuna (Behrman R, Kliegman R, Jenson H; Infecciones del SNC. Nelson Tratado de la Pediatria, Pag; 2039)

Tabla I

Table 1. Most Common Bacterial Pathogens According to Age

Age Group	Bacterial Pathogens
0-1 mo (neonate)	GBS (*Streptococcus agalactiae*) *Escherichia coli* *Listeria monocytogenes*
1-3 mo	GBS *E coli* *L monocytogenes* *Streptococcus pneumoniae* *Neisseria meningitidis*
3 mo-3 y	*S pneumoniae* *N meningitidis* GBS *E coli* *L monocytogenes*
3-10 y	*S pneumoniae* *N meningitidis*
10-19 y	*N meningitidis*

GBS: group B streptococcus. Source: References 2, 4, 5.

Fuente: (Amy M. Pick, 2016)

Epidemiologia

La incidencia global y la carga de la meningitis bacteriana son difíciles de determinar. Se ha informado que la incidencia es de 5 a 10 casos por cada 100,000 habitantes en países de altos ingresos; sin embargo, la incidencia también varía con la edad. La vigilancia basada en la población reportó 80.69 casos por 100,000 habitantes en pacientes menores de 2 meses de edad. (Amy M. Pick, 2016).

La incidencia de meningitis pediátrica ha disminuido sustancialmente con la introducción de vacunas contra los tres patógenos bacterianos más comunes. (Kimberley J. Begley,2016)

Hib: El serotipo b de H influenzae es un patógeno respiratorio que alguna vez fue la principal causa de meningitis bacteriana pediátrica a nivel mundial. Hoy, la frecuencia de Hib en niños ha disminuido dramáticamente con la administración rutinaria de la vacuna de polisacárido conjugado Hib, que se introdujo en la década de 1990. (Kimberley J. Begley,2016)

S. pneumoniae: la vacuna conjugada contra el neumococo 7-valent (PCV) se incorporó al calendario de vacunación infantil en 2000, y desde entonces la incidencia de meningitis neumocócica en niños en los EE. UU. Ha disminuido entre un 55% y un 60% A pesar de esto, S. pneumoniae sigue siendo la causa más frecuente de meningitis bacteriana en niños. Una razón es que se han identificado más de 91 serotipos distintos de neumococo. Además, ha habido un aumento en los serotipos no PCV que causan enfermedades invasivas. Esto condujo al desarrollo de PCV13 para uso en bebés y al uso de la vacuna de polisacárido de 23 valente en niños mayores y adultos. (Amy M. Pick, 2016).

N meningitidis: es un diplococo gramnegativo responsable de la enfermedad meningocócica invasiva. La incidencia es bimodal, con un aumento en los lactantes menores de 1 año y en adolescentes y adultos jóvenes. En los EE. UU., Los serogrupos B, C e Y están involucrados en la meningitis bacteriana. La incidencia de los serogrupos C e Y de N meningitidis. (Amy M. Pick, 2016).

La meningitis bacteriana ha disminuido debido a la inmunización rutinaria de los niños de 11 a 18 años con la vacuna cuadrivalente de glucoconjugado meningocócico. Aunque esta vacuna está aprobada para su uso en niños de 2 a 10 años, no forma parte del programa de vacunación de rutina. Existen preocupaciones sobre la meningitis por meningitis del serogrupo B, N, que actualmente no tiene una vacuna debido a su cápsula poco inmunogénica. (Kimberley J. Begley,2016)

Otros organismos causantes, particularmente en los lactantes, incluyen estreptococos del grupo B (GBS) y Listeria monocytogenes. El GBS se clasifica como de inicio temprano (que se desarrolla a la edad <7 días) o de inicio tardío (que se desarrolla a la edad > 7 días. (Amy M. Pick, 2016).

Las mujeres embarazadas se someten a pruebas de detección de colonización por GBS y, si la paciente da positivo, se inician antibióticos maternos durante el parto para evitar la transmisión de GBS al feto. Los CDC y el Colegio Estadounidense de Obstetras y Ginecólogos han desarrollado recomendaciones y pautas para la prevención del GBS. L monocytogenes representaron el 3,4% de los casos de meningitis bacteriana (adultos y niños) de 1998 a 2007. Una disminución del 36% en Listeria ocurrió durante este período de tiempo, probablemente debido a una reducción en la contaminación por Listeria transmitida por los alimentos. (Amy M. Pick, 2016)

Patogenia

La meningitis bacteriana va precedida de la colonización de la nasofaringe por las bacterias, desde donde pasan a través de la sangre o por soluciones de continuidad al sistema nervioso central. En ese momento se desencadena una respuesta inflamatoria mediada por citoquinas, que aumenta la permeabilidad de la barrera hematoencefálica con lesión del endotelio capilar y necrosis tisular, eleva la presión intracraneal y da lugar a edema cerebral, hipoxia, isquemia y lesión de las estructuras parenquimatosas y vasculares cerebrales (Baquero, Vecino, & Del Castillo, 2007)

Clinica

Esta sección aborda las características clínicas por grupo de edad en el que se desarrolla meningitis bacteriana (neonatos y lactantes, niños, adultos y adultos mayores de 65 años) y sus características únicas. (Larry E, 2018)

Neonatos E Infantes

En neonatos y lactantes, los síntomas de la meningitis bacteriana aguda puede ser inespecífica; con letargo, irritabilidad, somnolencia, nerviosismo, anorexia, hipotonía, apnea, ictericia, diarrea y debilidad general comúnmente observada por los padres. (Larry E, 2018).

La inestabilidad de la temperatura como fiebre o hipotermia es común pero no siempre está presente. Las convulsiones ocurren en 15% a 34% de los lactantes. La rigidez del cuello es poco común; la hidrocefalia se desarrolla en el 5% de los lactantes. Los factores de riesgo de meningitis bacteriana aguda en neonatos y lactantes se enumeran en la TABLA II. (Larry E, 2018)

Tabla II

Risk Factors for Acute Bacterial Meningitis in Neonates and Infants

- Preterm birth
- Low birth weight (<2500 g [5.5 lb])
- Chorioamnionitis
- Endometritis
- Maternal Group B streptococci colonization
- Prolonged duration of intrauterine monitoring (>12 hours)
- Traumatic delivery
- Fetal hypoxia
- Galactosemia
- Urinary tract abnormalities
- Dermal sinus tract of spine
- Down syndrome
- Congenital heart disease

Fuente: (Larry E, 2018)

Debido a que muchas inmunoglobulinas maternas no cruzan la placenta antes de las 32 semanas, los lactantes muy prematuros tienen un mayor riesgo de infecciones. Incluyendo los recién nacidos tienen un sistema inmune inmaduro con capacidad fagocítica deteriorada de neutrófilos y monocitos que también contribuye a la meningitis bacteriana aguda. (Larry E, 2018)

Niños

Las manifestaciones de meningitis pueden desarrollarse durante horas o hasta un día en niños. Las características clásicas incluyen fiebre, dolor de cabeza intenso, letargo, irritabilidad, confusión, fotofobia, náuseas, vómitos, rigidez en el cuello y dolor de espalda. Aproximadamente el 20% de los niños con meningitis bacteriana aguda experimentarán una convulsión antes de ingresar al hospital. (Larry E, 2018)

Los factores de riesgo de meningitis bacteriana aguda en niños se enumeran en la TABLA III.

Se debe obtener un historial de medicamentos para excluir el uso de antibióticos recientes que podrían impedir el aislamiento de la bacteria del LCR. En el examen, la irritación meníngea generalmente se manifiesta como rigidez en el cuello, especialmente en la flexión anterior-posterior del mentón hacia el pecho. El signo de Kernig (extensión dolorosa de la rodilla después de flexionar el muslo con la cadera y la rodilla en ángulos de 90 grados) y el signo de Brudzinski (flexión reactiva de la cadera y la rodilla cuando el cuello está flexionado) tienen especificidad y sensibilidad limitadas. (Larry E, 2018)

Tabla III

Risk Factors for Acute Bacterial Meningitis in Children

- Poverty, malnutrition
- Day care attendance
- Asplenia
- Primary immunodeficiency
- Human immunodeficiency virus (HIV) infection
- Sickle cell anemia
- Cochlear implant
- Central nervous system shunt or CSF leak
- Recent or current respiratory tract infection
- Recent exposure to case of meningococcal or *Haemophilus influenzae* meningitis
- Penetrating head trauma
- Dermal sinus of spine
- Recent travel to country with endemic meningococcal disease
- Lack of immunizations

Fuente: (Larry E, 2018)

Diagnostico

Se confirma mediante el análisis del LCR que suele revelar microorganismos en la tinción de Gram y el cultivo, pleocitosis, neutrofilia, concentración elevada de proteínas y disminución de glucosa. (Behrman R, Kliegman R, Jenson H; Infecciones del SNC. Nelson Tratado de la Pediatria, Pag; 2039).

La Prueba Lumbar (PL) debe realizarse cuando se sospecha caso de meningitis bacteriana. Algunas contraindicaciones para la PL inmediata son: (Behrman R, Kliegman R, Jenson H; Infecciones del SNC. Nelson Tratado de la Pediatria, Pag; 2039).

Evidencia de aumento de la PIC (excepto en el caso de una fontanela prominente), como parálisis del 3.° o 6.° nervio craneal con disminución del nivel de consciencia, o hipertensión y bradicardia con anomalías respiratoria.
- Compromiso cardiopulmonar grave
- Infección de la piel en la zona del PL
- Trombocitopenia (<5000)

Debe realizarse hemocultivos a todos los pacientes con síntomas de meningitis; los cultivos hemáticos revelan la bacteria responsable en 80 -90% de los casos de meningitis. (Behrman R, Kliegman R, Jenson H; Infecciones del SNC. Nelson Tratado de la Pediatria, Pag; 2039).

Puncion Lumbar (PL)
Se suele realizar con el paciente en posición de decúbito lateral flexionado; la aguja con guía se introduce el espacio intervertebral T3 – T4   o T4- T5. Después de introducir el agua en el espacio subaracnoidea, la posición del paciente se modifica a una más extendida para medir la presión del LCR, cuando la presión esta elevada, solo debe extraer un pequeño volumen de LCR para evitar una reducción súbita del PIC. (Behrman R, Kliegman R, Jenson H; Infecciones del SNC. Nelson Tratado de la Pediatria, Pag; 2039)

El recuento de leucocitos del LCR en pacientes con meningitis bacteriana suele ser >1.000/mm3, con un predominio de neutrófilos (75-95%). El LCR es turbio cuando la cifra de leucocitos excede los 200-400/mm3. (Behrman R, Kliegman R, Jenson H; Infecciones del SNC. Nelson Tratado de la Pediatria, Pag; 2039).

Los neonatos sanos normales pueden tener hasta 30 leucocitos/mm3 (generalmente <10), pero los niños mayores sin meningitis vírica o bacteriana tienen <5 leucocitos/mm3 en el LCR. En ambos grupos de edad existe un predominio de linfocitos o monocitos.

Hasta un 20% de los pacientes con meningitis bacteriana aguda pueden tener <250 leucocitos/mm3 en el LCR. (Behrman R, Kliegman R, Jenson H; Infecciones del SNC. Nelson Tratado de la Pediatria, Pag; 2039).

En niños con sepsis grave podemos no encontrar pleocitosis, siendo este hecho un signo de mal pronóstico. Puede haber pleocitosis con predominio linfocitario en los estados precoces de la meningitis bacteriana aguda. Por el contrario, puede existir pleocitosis de neutrófilos en las fases precoces de la meningitis vírica aguda ((Behrman R, Kliegman R, Jenson H; Infecciones del SNC. Nelson Tratado de la Pediatria, Pag; 2039).

Considerar realizar previamente TAC o RMN urgente si existen signos de focalidad neurológica, hipertensión intracraneal o el paciente está inmunodeprimido. Se puede observar una presión de salida del LCR elevada y un líquido turbio o claramente purulento.

Hay que realizar un estudio del LCR, tanto citoquímico como microbiológico, que es de gran utilidad para el diagnóstico diferencial con otros posibles agentes etiológicos (Tabla IV)
(Baquero, Vecino, & Del Castillo, 2007).

Tabla Iv: Diagnostico Diferencial Según Caracteristicas Del Lcr

	Células/mm³	Tipo de células	Prot. (mg/dl)	Gluc. (mg/dl)
LCR normal	< 10	MN	< 45	35-100
M. bacteriana	> 1.000	PMN	↑↑	↓↓
M. vírica	< 300	PMN (inicial)/MN	Normal/↑	Normal
M. TBC	< 1.000	MN	↑↑↑	↓

PMN: polimorfonucleares; MN: mononucleares.

Fuente: (Baquero, Vecino, & Del Castillo, 2007).

• Análisis citoquímico del LCR: el recuento de leucocitos suele ser > 1.000/ μ l, con claro predominio de polimorfonucleares (PMN). Puede haber recuentos celulares bajos en las fases iniciales de la meningitis meningocócica y en la meningitis neumocócica establecida, siendo siendo en este caso un signo de mal pronóstico.

- Además, un 10% de meningitis bacterianas presentan predominio de linfocitos, sobre todo en la época neonatal y en la meningitis por Listeria monocytogenes.

- Suele haber hipo glucorraquia (< 40 mg/dl) como resultado de la hipoxia cerebral secundaria a inflamación. Se considera una cifra anormal por debajo de 2/3 de la glucosa basal obtenida simultáneamente en sangre.También hay hiperproteinorraquia, generalmente por encima de 100mg/dl. (Baquero, Vecino, & Del Castillo, 2007)

- Análisis microbiológico del LCR: se busca el diagnóstico etiológico mediante:
Tinción de Gram: cocos gram-positivos (sospechar neumococo o S. agalactiae), cocos gram-negativos (sospechar meningo-coco) o bacilos gramnegativos (sospechar Hib). Es positivo en el 75-90% de los casos sin antibioterapia previa. (Baquero, Vecino, & Del Castillo, 2007).
Cultivo del LCR: diagnóstico definitivo en el 70-85% de los casos sin antibioterapia previa. Al igual que el hemocultivo es positivo con más frecuencia en los casos de meningitis neumocócicas (85%) que en las meningocócicas (70%). (Baquero, Vecino, & Del Castillo, 2007).
Detección rápida de antígenos bacterianos capsulares de meningococo, neumococo, Hib, S. agalactiae y E. coli: Es muy útil cuando la tinción de Gram, el cultivo del LCR o los hemocultivos son negativo. (Baquero, Vecino, & Del Castillo, 2007).
La técnica más empleada es la aglutinación en látex, aunque en el caso del antígeno de neumococo se puede emplear la inmunocromatografía. (Baquero, Vecino, & Del Castillo, 2007)
Reacción en cadena de la polimerasa (PCR) para la detección de meningococo y neumococo: técnica con excelente sensibilidad y especificidad, pero no está disponible en muchos centros. (Baquero, Vecino, & Del Castillo, 2007).
Considerar estudios virales (específicamente PCR del virus del herpes simple) para recién nacidos con sospecha de virus del herpes simple (Emerg Med Clin North Am 2007 Nov; 25 (4): 1087) (Cadilla, 2018).

La PCR de base amplia puede ser útil para excluir la meningitis bacteriana o influir en las decisiones para iniciar o suspender los antibióticos (IDSA Grado B-II) (Cadilla, 2018).

La PCR enteroviral puede reducir la duración de la estancia hospitalaria, el uso de antibióticos y las pruebas de diagnóstico complementarias (IDSA Grado B-II) (Cadilla, 2018)

Análisis Sanguíneo
Recuento de glóbulos blancos (WBC): Leucocitosis con neutrofilia.

Hemocultivos: se debe recolectar muestras de sangre para el cultivo (2 series si es posible) de forma emergente antes de comenzar el tratamiento antimicrobiano. Se detecta bacteremia en un 50-60% de casos no tratados previo a la extracción. (Baquero, Vecino, & Del Castillo, 2007)

Marcadores Inflamatorios
La concentración de proteína C reactiva (PCR) puede ayudar a distinguir la meningitis bacteriana de la viral, pero no es diagnóstica y no debe usarse sola para determinar la necesidad de antibióticos. El recuento elevado de PCR y glóbulos blancos más un LCR anormalmente inespecífico sugiere meningitis bacteriana. La PCR normal tiene un alto valor predictivo negativo para la meningitis bacteriana (IDSA Grado B-II), pero la PCR normal y el recuento de glóbulos blancos no descarta la meningitis bacteriana

Procalcitonina (PCT)
Concentración sérica de PCT ≥ 0.5 ng / mL podrían distinguir causas bacterianas de las virales en niños con meningitis. (Nivel de evidencia II (nivel intermedio)) (Henry, Roy, Ramakrishnan, Vikse, Tomaszewski, & Walocha, 2016)

En niños con erupción petequial y fiebre o antecedentes de fiebre, también es importante análisis de gases arteriales y estudio de coagulación completo.

Estudios De Imagen
La tomografía computarizada (TAC) de la cabeza puede estar indicada antes

de la punción lumbar en niños específicos para descartar una lesión masiva u otra causa de aumento de la presión intracraneal, sin embargo un resultado negativo no debe utilizarse para determinar la realización o no de la punción lumbar. (Cadilla, 2018).

Proporcionar antibióticos antes de la TAC de la cabeza, ya que el diagnóstico puede tardar.

La TAC de la cabeza o la resonancia magnética con gadolinio pueden estar indicadas durante el tratamiento para Meningitis por bacterias distintas de Estreptococos pneumoniae o Neisseria meningitidis (ELSEVIER, 2009) meningitis neumococica especialmente en menores de 2 años sin infección en oído, nariz o garganta o niño inmunizado con meningitis por serotipo incluido en vacuna. (Cadilla, 2018).

- Convulsiones que duran más de 72 horas después del inicio del tratamiento
- Irritabilidad excesiva
- Persistencia de cultivos positivos y PMN en LCR después de tratamiento adecuado
- Hallazgos neurológicos focales
- Recién nacidos
- Niños con derivaciones y drenajes de líquido cefalorraquídeo u otras ventriculitis y meningitis asociadas a la atención médica (IDSA recomendación fuerte, calidad de evidencia moderada) (Tunkel, et al., 2016)
- Incremento del perímetro cefálico en niños < 2 años (Karageorgopoulos, Valkimadi, Kapaskelis, Rafailidis, & Falagas, 2009)
- Inicio de dolor de cabeza intenso o intensificación del dolor de (Karageorgopoulos, Valkimadi, Kapaskelis, Rafailidis, & Falagas, 2009).

El diagnóstico diferencial entre meningitis bacteriana y no bacteriana es de suma importancia y a menudo difícil en la práctica clínica. La variabilidad de las manifestaciones clínicas en el niño con meningitis, es dependiente de la edad y se muestra aun con menor especificidad cuanto menor es la edad del afectado, esto ha generado el empleo de escalas o scores que permitan objetivar la toma de decisiones en cuanto a posibilidades etiológicas y criterios terapéuticos para el empleo oportuno y uso precoz de antibióticos, por lo que es importante que los Servicios de Urgencias tengan herramientas diagnósticas sencillas y fáciles de aplicar para definir el inicio del uso de antibióticos. (Susan R. Muñoz Castellón1, Evelin De Pardo, 2015)

Resulta difícil establecer un diagnóstico con seguridad sin antes tener los resultados que demoran horas a días, de ahí la importancia de buscar métodos que permitan realizar el diagnostico en menor tiempo. En 1980 Thomé, Boyer y cols. tras un análisis retrospectivo de 145 casos de meningitis, propusieron el Score de Boyer, que valora numéricamente tres parámetros clínicos: fiebre, púrpura, complicaciones neurológicas, y cinco parámetros analíticos, de estos, en líquido cefalorraquídeo se consideran: número de células/mm3, número de polimorfonucleares, proteinorraquia, glucorraquia, y los leucocitos/mm3 en sangre periférica. El valor numérico que asigna a cada parámetro, orienta el diagnóstico de meningitis de origen bacteriano. (Susan R. Muñoz Castellón1, Evelin De Pardo, 2015)

El Score de Boyer puntúa, positivamente, datos clínicos y analíticos, aconsejando con una puntuación menor a dos: actitud expectante de probable etiología vírica; puntuación entre tres y cuatro: dudosa etiología; puntuación mayor cinco: instaurar tratamiento antibiótico empírico inmediato por alta probabilidad etiologica bacteriana. (Susan R. Muñoz Castellón1, Evelin De Pardo, 2015)

Score de Boyer

	0	1	2
temperatura	<39,5	> 39,9	
purpura [1*]	no		sí
signos neurológicos [2**]	no	si	
proteinorraquia (mg/dl)	< 90	90-140	>140
glucorraquia (mg/dl)	>35	35-20	<20
leucocitos/mm3 lcr	<1000	1000-4000	>4000
% pmn lcr	<60	>60	
leucocitos/mm3 sangre	<15000	>15000	

(1*)Púrpura o petequias. (2**) Uno o más de los siguientes signos: Obnubilación, coma, convulsiones o signos focales antes del diagnóstico de meningitis. Score ≥ 5: antibióticos inmediatamente. Score 3 ó 4: antibióticos inmediatamente o, si el estado general es bueno, observación y repetir punción lumbar en 6-12 horas. Score 0, 1 ó 2: No antibióticos.

Fuente: (Susan R. Muñoz Castellón1, Evelin De Pardo, 2015)

Score de Boyer para el diagnóstico de Meningitis Bacteriana al mostrar una sensibilidad (S) de 100% y especificidad (E) de 92%, valor predictivo positivo (VPP) de 80%, valor predictivo negativo (VPN) de 100%. (Susan R. Muñoz Castellón1, Evelin De Pardo, 2015)

Tratamiento
La terapia empírica se selecciona en función de la bacteria común que causa la meningitis. Una vez que se identifica el patógeno, se puede realizar un tratamiento específico basado en el organismo conocido. Consideraciones adicionales al seleccionar el tratamiento dependen de la capacidad del medicamento para penetrar la barrera hematoencefálica., Ciertas características de los antimicrobianos que permiten una penetración más fácil. Por ejemplo, la vancomicina tiende a tener una mejor penetración cuando la barrera hematoencefálica está significativamente dañado. También se debe considerar si el antibiótico tiene propiedades de destrucción dependientes de la concentración (amino glucósidos y fluoroquinolonas) o dependientes del tiempo (vancomicina y betalactámicos). (Kimberley J. Begley,2016)

El inicio de la terapia empírica para el tratamiento de la meningitis bacteriana debe ocurrir inmediatamente después de la LP o cuando se sospecha de meningitis. La selección de la terapia empírica depende de los organismos más prevalentes para cada grupo de edad (TABLA 3)así como de los patrones de resistencia local. (Kimberley J. Begley, 2016).

Las recomendaciones generales a menudo incluyen una cefalosporina de tercera generación, como la ceftriaxona o la cefotaxima. La ampicilina o la penicilina G pueden usarse contra organismos susceptibles. (Kimberley J. Begley,2016).

Table 3. Empirical Therapy According to Age

Age Group	Options for Antibiotics (IV)
0-1 mo	Ampicillin + gentamycin or Ampicillin + cefotaxime
≥1-23 mo	Vancomycin + cefotaxime or ceftriaxone
≥24 mo-50 y	Vancomycin + cefotaxime or ceftriaxone

Source: References 2, 15, 19-21.

Fuente: (Amy M. Pick, 2016)

Es importante determinar que los antibióticos administrados pueden alcanzar buenas concentraciones en el LCR y son bactericidas contra los patógenos bacterianos. (Swanson D, 2015)

Meningitis Bacteriana Neonatal
La terapia antimicrobiana empírica de la sospecha de meningitis bacteriana en el neonato a menudo consistió en ampicilina y gentamicina. Sin embargo, con el aumento de la resistencia de E. coli. Y otros organismos entéricos gramnegativos a la ampicilina, algunos médicos reemplazan la gentamicina con cefotaxima cuando se sospecha fuertemente de meninitis bacteriana. Cuando se determinan el organismo causal y su susceptibilidad antibiótica, se puede proporcionar una terapia específica dirigida (Tabla 4). (Swanson D, 2015)

Para meningitis no complicada causada por GBS, L monocytogenes o S pneumoniae, 14 días de antibióticos son suficientes. 21 de antibióticos a menudo se considera la duración mínima de la terapia para la meningitis neonatal no complicada causada por bacilos gramnegativos. Los cursos de tratamiento antimicrobiano más largos son necesarios para la meningitis complicada, como la subdural (Swanson D, 2015)

La terapia antimicrobiana empírica para la sospecha de meningitis bacteriana en niños de 1 mes de edad y mayores involucra vancomicina más cefotaxima o ceftriaxona. La vancomicina se usa debido a la aparición de neumococos resistentes a cefalosporinas. No es necesario continuar si el organismo es susceptible a la penicilina o las cefalosporinas. Cuando se determina el organismo causal y sus susceptibilidades a los antibióticos, se puede proporcionar una terapia específica dirigida (Tabla 4). (Swanson D, 2015)

Para la meningitis neumocócica, los médicos deben considerar agregar rifampicina si: (Swanson D, 2015)
1) la condición del niño ha empeorado después de 24 a 48 horas de vancomicina y cefalosporinas.
2) un LP repetido revela la presencia de bacterias.
3) el organismo tiene una concentración inhibitoria mínima de cefalosporina alta (4 mg / ml)

4) se ha administrado dexametasona.

La vancomicina no debe administrarse sola porque tiene una penetración limitada del LCR y la experiencia clínica con monoterapia para la meningitis es limitada. La rifampicina no debe administrarse sola porque puede desarrollarse resistencia durante el tratamiento. (Swanson D, 2015)

Para la meningitis no complicada, la duración habitual de la terapia antimicrobiana es de 10 a 14 días para S. pneumoniae, de 7 a 10 días para Hib, de 5 a 7 días para N. meningitis, de 14 a 21 días para L. monocytogenes, y un mínimo de 3 semanas para bacilos gramnegativos. (Swanson D, 2015)

Si el niño tiene un hemocultivo positivo, pleocitosis en LCR y cultivo negativo en LCR, generalmente se brinda tratamiento para la meningitis como si el cultivo en LCR hubiera sido positivo. En esta circunstancia, algunos expertos tratan la bacteriemia gramnegativa y la sospecha de meningitis no complicada durante solo 14 días en lugar de 21 días. (Swanson D, 2015)

Para pacientes con meningitis bacteriana no confirmada, no complicada, pero clínicamente sospechada el tratamiento suele ser de 14 días o más de ampicilina y cefotaxime para neonatos y 10 días de ceftriaxona para bebés mayores y niños. (Swanson D, 2015).

Tabla VI: Specific Antibiotics For Selected Pathogens

PATHOGEN	STANDARD ANTIBIOTIC(S)	ALTERNATIVE ANTIBIOTIC(S)
Group B *Streptococcus*	Penicillin G or ampicillin ± gentamicin	Cefotaxime or ceftriaxone
*Escherichia coli**	Cefotaxime or ceftriaxone ± gentamicin	Cefepime or meropenem
Listeria monocytogenes	Penicillin G or ampicillin ± gentamicin	Trimethoprim-sulfamethoxazole or meropenem
Neisseria meningitidis		
Penicillin-susceptible	Penicillin G or ampicillin	Cefotaxime or ceftriaxone
Penicillin-tolerant	Cefotaxime or ceftriaxone	Cefepime or meropenem
Haemophilus influenzae type b		
Beta-lactamase-negative	Ampicillin	Cefotaxime or ceftriaxone
Beta-lactamase-positive	Cefotaxime or ceftriaxone	Cefepime or meropenem
Streptococcus pneumoniae		
Penicillin-susceptible	Penicillin G or ampicillin	Cefotaxime or ceftriaxone
Penicillin-nonsusceptible Cephalosporin-susceptible	Cefotaxime or ceftriaxone	Cefepime or meropenem
Penicillin-nonsusceptible Cephalosporin-nonsusceptible	Vancomycin + cefotaxime or ceftriaxone ± rifampin	Vancomycin + meropenem ± rifampin

*Or other Gram-negative enteric bacilli. Choice of antibiotic is directed by the results of susceptibility testing

Fuente: (Swanson D, 2015)

Tratamiento Empírico Recomendado Por Idsa (Grado A-III)
Niños De 0-7 Días, Via Endovenosa
- **Ampicilina** 150 mg/kg/d cada 8 horas + CEFALOTAXIMA 100-150mg/kgd cada 8-12 horas
- **Ampicilina** 150 mg/kg/d cada 8 horas + GENTAMICINA o TOBRAMICINA 5 mg/kg/d cada 12 horas o AMIKACINA 15-20 mg/kg/d cada 12 horas

Niños De 8-28 Días, Via Endovenosa
- **Ampicilina** 200 mg/kg/d cada 6-8 horas + CEFALOTAXIMA 200 mg/kg/d cada 6-8 h
- **Ampicilina** 200 mg/kg/d cada 6-8 horas + GENTAMICINA o TOBRAMICINA 7.5 mg/kg/d cada 8 horas o AMIKACINA 30 mg/kg/d cada 8 horas

Las dosis más pequeñas y los intervalos de administración más prolongados pueden ser recomendables para los recién nacidos de muy bajo peso al nacer (<2,000 g)

Niños Mayores De 1 Mes, Antibiótico IV (IDSA Grado A-III)
Régimen estándar
- **Vancomicina** 60 mg/kg/d cada 6 horas
- **Ceftriaxona** 80-100mg/kg/d cada 12-24 horas o CEFOTAXIMA 225-300 mg/kg/d cada 6-8 horas

Si el paciente fue tratado con dexametasona: considere la rifampicina 10-20 mg / kg / día (máximo 600 mg / día) en dosis divididas cada 12-24 horas si se sospecha una meningitis neumocócica.

Si se considera Listeria monocytogenes, agregue 300 mg / kg / día de ampicilina en dosis divididas cada 6 horas al régimen estándar.

Consideraciones Especiales (IDSA Grado A-III) (Tunkel, et al., 2016)
Ventriculitis y meningitis asociadas a la atención médica, incluyendo derivaciones

Derivaciones de LCR:
- Vancomicina + Cefepima, Ceftazidima O Meropenem (Idsa Fuerte Recomendación, Evidencia De Baja Calidad)
- Anafilaxia Demostrada A Betalactámicos Y Contraindicaciones Al Meropenem: Aztreonam O Ciprofloxacina (Recomendación Fuerte De Idsa, Evidencia De Baja Calidad): En Niños Colonizados O Infectados En Otro Sitio Con Un Patógeno Altamente Resistente A Los Antimicrobianos, Ajuste El Régimen Empírico Para Tratar Este Patógeno (Idsa, Recomendación Fuerte, Evidencia De Baja Calidad)

Fractura basilar del cráneo: VANCOMICINA + CEFTRIAXONA O CEFOTAXIMA
Traumatismo craneal penetrante o post neurocirugía

- VANCOMICINA + CEFEPIMA, CEFTAZIDIMA O MEROPENEM
- Ajustar los antibióticos según el patógeno, si se identifica.
- ACYCLOVIR 20 mg/kg IV cada 8 horas si se sospecha de herpes neonatal.

IDSA Recommended Doses of Antibiotics(1):

Drug	Neonates Aged 0-7 Days*	Neonates Aged 8-28 Days*	Infants and Children > 28 Days Old
Amikacin (monitor serum peak and trough levels)	15-20 mg/kg/day in divided doses every 12 hours	30 mg/kg/day in divided doses every 8 hours	20-30 mg/kg/day in divided doses every 8 hours
Ampicillin	150 mg/kg/day in divided doses every 8 hours	200 mg/kg/day in divided doses every 6-8 hours	300 mg/kg/day in divided doses every 6 hours
Cefepime	Not applicable	Not applicable	150 mg/kg/day in divided doses every 8 hours
Cefotaxime	100-150 mg/kg/day in divided doses every 8-12 hours	150-200 mg/kg/day in divided doses every 6-8 hours	225-300 mg/kg/day in divided doses every 6-8 hours
Ceftazidime	100-150 mg/kg/day in divided doses every 8-12 hours	150 mg/kg/day in divided doses every 8 hours	150 mg/kg/day in divided doses every 8 hours
Ceftriaxone	Not applicable	Not applicable	80-100 mg/kg/day in 1 dose or divided doses every 12 hours
Chloramphenicol	25 mg/kg/day in divided doses every 12 hours	25-50 mg/kg/day in divided doses every 12 hours	20-25 mg/kg/day in divided doses every 12 hours
Gentamicin or Tobramycin as adjunctive therapy (monitor serum peak and trough levels)	5 mg/kg/day in divided doses every 12 hours	7.5 mg/kg/day in divided doses every 8 hours	7.5 mg/kg/day in divided doses every 8 hours
Meropenem	Not applicable	Not applicable	120 mg/kg/day in divided doses every 8 hours
Nafcillin	75 mg/kg/day in divided doses every 8-12 hours	100-150 mg/kg/day in divided doses every 6-8 hours	200 mg/kg/day in divided doses every 6 hours
Oxacillin	75 mg/kg/day in divided doses every 8-12 hours	150-200 mg/kg/day in divided doses every 6-8 hours	200 mg/kg/day in divided doses every 6 hours

Penicillin G	0.15 million units/ kg/day in divided doses every 8-12 hours	0.02 million units/ kg/day in divided doses every 6-8 hours	0.3 million units/ kg/day in divided doses every 4-6 hours
Rifampin	Not applicable	10-20 mg/kg/day in divided doses every 12 hours	10-20 mg/kg/day in 1 dose or divided doses every 12 hours (maximum dose 600 mg/day)
Trimethoprim-sulfamethoxazole	Not applicable	Not applicable	10-20 mg/kg/day in divided doses every 6-12 hours
Vancomycin	20-30 mg/kg/day in divided doses every 8-12 hours**	30-45 mg/kg/day in divided doses every 6-8 hours**	60 mg/kg/day in divided doses every 6 hours**

Abbreviation: IDSA, Infectious Diseases Society of America.* Consider smaller doses and longer intervals between doses for very low-birth-weight infants (< 2,000 g). ** Maintain serum trough concentration about 15-20 mcg/mL.

Fuente: (Cadilla, 2018)

Table 2. Antibiotic Recommendations for Bacterial Meningitis

Bacterial Organism	Recommended Antibiotics (IV)	Treatment Duration (days)
Streptococcus pneumoniae	Vancomycin + 3rd-generation cephalosporin (cefotaxime or ceftriaxone)	10-14
Neisseria meningitidis	3rd-generation cephalosporin (cefotaxime or ceftriaxone) *or* Penicillin G or ampicillin (depending on sensitivities)	5-10
Haemophilus influenzae	3rd-generation cephalosporin (cefotaxime or ceftriaxone)	7-10
Listeria monocytogenes	Ampicillin or penicillin G ± aminoglycoside	14-21
GBS	Ampicillin or penicillin G ± aminoglycoside	14-21
Escherichia coli	Third-generation cephalosporin (cefotaxime or ceftriaxone)	21

GBS: group B streptococcus.
Source: References 2, 15, 19-21.

FUENTE: (Amy M. Pick, 2016)

Corticoides
La dexametasona puede reducir el edema cerebral asociado, el aumento de la presión intracraneal, el flujo sanguíneo cerebral alterado, la vasculitis cerebral y la lesión neuronal al disminuir la respuesta inflamatoria, pero no revierte el daño que se produjo antes del tratamiento (Nicole Le Saux, Canadian Paediatric Society, Infectious Diseases and Immunization Committee, 2014)

Dexametasona 0.15 mg / kg IV cada 6 horas durante 2 a 4 días (administrar primera dosis 10-20 minutos antes o con la primera dosis de antibiótico) (IDSA Grado A-I)

Recomendado para la sospecha o confirmación de H. influenzae tipo b meningitis (IDSA Grado A-I) y controversial en la meningitis neumocócica (IDSA Grado C-II)

No administrar a niños que ya hayan recibido tratamiento con antibióticos (IDSA Grado A-I)

Evidencia insuficiente para recomendar dexametasona adyuvante en recién nacidos con meningitis bacteriana (IDSA Grado C-I). Datos de calidad muy baja de dos ensayos controlados aleatorios indican que algunas reducciones en las tasas de muerte y pérdida de la audición se pueden deber a la administración de los esteroides coadyuvantes junto con la antibioticoterapia estándar para el tratamiento de los pacientes con meningitis neonatal. Todavía no se observa un efecto beneficioso con respecto a la reducción de las secuelas neurológicas. (Ogunlesi, Odigwe, & Oladapo, 2015)

Prevención y Control
La vacunación infantil temprana contra Hib, Spneumoniae es el mejor enfoque preventivo para la meningitis de estos organismos El uso de las vacunas conjugadas Hib en niños ha resultado en una disminución dramática en la incidencia de meningitis por Hib. Las vacunas conjugadas para el neumococo y el meningococo han sido relativamente efectivas para prevenir la enfermedad de los serotipos relacionados con la vacuna. (Swanson D, 2015).

Los pacientes con enfermedades invasivas por Hib o meningococo deben tener   precauciones hasta que hayan recibido 24 horas de terapia con una cefalosporina de tercera generación o   4 días de quimioprofilaxis con rifampicina. Además, los contactos cercanos de los pacientes con Hib y meninagococo deben ser provistos de profilaxis antimicrobiana. (Swanson D, 2015).

La rifampicina está indicada para todos los contactos domésticos de un paciente con infección invasiva por Hib si al menos uno de ellos es menor de 4 años y no está inmunizado o está completamente inmunizado. (Swanson D, 2015).

La administración de rifampicina es de 20 mg / kg (dosis máxima de 600 mg) una vez al día por vía oral durante 4 días. Si dos o más casos de enfermedad invasiva por Hib ocurren dentro de los 60 días en un centro de cuidado infantil o preescolar y asisten niños no inmunizados o con inmunización incompleta, se recomienda la rifampicina para todos los asistentes, independientemente de la edad o el estado de la vacuna. .   (Swanson D, 2015).

Todos los contactos cercanos de pacientes con infección meningocócica, independientemente del estado de la vacuna, deben recibir quimioprofilaxis con rifampicina, ceftriaxona, ciprofloxa-cin o azitromicina. La elección del agente antimicrobiano depende de la idoneidad para el contacto individual. (Swanson D, 2015)

Conclusion

La meningitis bacteriana aguda ocurre en todo el mundo y en todos los grupos de edad, produciendo una enfermedad grave potencialmente mortal si no se diagnostica y trata con antibióticos apropiados que cruzan la barrera hematoencefálica. Meningitis aguda bacteriana generalmente se adquiere en un entorno comunitario, pero se puede adquirir después de procedimientos invasivos o traumatismo craneoencefálico. En individuos sospechosos de meningitis, a menudo con un nuevo inicio de fiebre, dolor de cabeza y signos meningios, el diagnóstico generalmente se realiza un LP y un LCR. el LCR típicamente muestra una pleocitosis neutrofílica, glucosa baja y proteína elevada, Según la historia clínica y la tinción de Gram del LCR, las decisiones inmediatas son hecho para administrar uno o más antibióticos que cruzan la barrera hematoencefálica. La administración complementaria adecuada y temprana de corticoides tiene un pequeño. Efecto beneficioso para mejorar el resultado y reducir las secuelas; sin embargo la mayor parte de este efecto beneficioso solamente se observó en un ensayo.

Hasta el momento parece que los esteroides no son útiles para prevenir el retraso del desarrollo. No es posible establecer conclusiones en este momento ya que las pruebas encontradas son limitadas y de calidad baja y podrían cambiar si estuvieran disponibles más resultados de estudios más grandes y mejor diseñados. (Ogunles T, Odigwe CH, 2015)

1.Baquero, F., Vecino, R., & Del Castillo, F. (2007). Meningitis Bacteriana. Asociación Española de Pediatría, 1-11.

2.Cadilla, A. (2018). Bacterial meningitis in infants and children. Dynamed Plus, 1.

3.ELSEVIER. (2009). Practice guidelines for acute bacterial meningitidis (except newborn and nosocomial meningitis) Short Version. ELSEVIER, 356-367.

4.Henry, B., Roy, J., Ramakrishnan, P., Vikse, J., Tomaszewski, K., & Walocha, J. (2016). Procalcitonin as a Serum Biomarker for Differentiation of Bacterial Meningitis From Viral Meningitis in Children: Evidence From a Meta-Analysis . Clinical Pediatrics Philadelphia, 749-764.

5.Karageorgopoulos, D., Valkimadi, P., Kapaskelis, A., Rafailidis, P., & Falagas, M. (2009). Short versus long duration of antibiotic therapy for bacterial meningitis: a meta-analysis of randomised controlled trials in children. BMJ. Archives of Disease in Childhood, 607-614.

6.(s.f.). En NELSON, TRATADO DE LA PEDIATRIA (pág. 2039).

7.Nicole Le Saux, Canadian Paediatric Society, Infectious Diseases and Immunization Committee. (2014). Guidelines for the management of suspected and confirmed bacterial meningitis in Canadian children older than one month of age. Paediatr Child Health, 147-152.

8.Ogunlesi, T., Odigwe, C., & Oladapo, O. (2015). Adjuvant corticosteroids for reducing death in neonatal bacterial meningitis. Cochrane Database of Systematic Reviews , 11.

9.Robledo, M. (2013). Meningitis Bacteriana. Evidencia Medica e investigación en Salud, 18-21.

10.[?] Swanson D. (2015), Meningitis; University of Missouri, Kansas City; Division of Infectious Diseases, Children's Mercy Hospitals and Clinics, Kansas City.

11.Amy M. Pick, PharmD, BCOP; A Review of Pediatric Bacterial Meningitis; Published May 17, 2016; www.uspharmacist.com/article/a-review-of-pediatric-bacterial-meningitis.

CAPÍTULO 2

Cristian Xavier Ayala Casa
Otitis Media

Otitis

Se define como otitis a la inflamación de las estructuras del oído que de acuerdo a la localización y extensión del daño se pueden clasificar en:

Otitis Externa	Otitis Media
Otitis externa difusa • Aguda • Crónica	Otitis media aguda
Otitis externa eccematosa	Otitis media aguda persistente • Otitis media aguda persistente por fracaso terapéutico • Otitis media aguda persistente recidivante
Otitis externa circunscrita (forúnculo)	Otitis media con efusión o exudado
Miringitis	Otitis media crónica simple
	Otitis media crónica colesteatomatosa

Tabla N°1. Elaborado por: David Cajiao V. Fuente: (De la Flor, 2017)

Otitis Media Aguda (OMA)

Introducción

La otitis media aguda (OMA) en la infancia es una de las enfermedades más frecuentes y la principal causa de prescripción de antibióticos. (Castillo, et al., 2012) La infección aguda de la mucosa del oído medio, afecta principalmente a niños pequeños entre los seis y los 24 meses de edad; más del 80% de los niños han tenido al menos un episodio de OMA antes de la edad de tres años. (Laursen, Danstrup, Hoffmann, Norskov-Lauritsen, Christesen, & Ovesen, 2017)

La mayoría de los casos de OMA son autolimitados y se resuelven espontáneamente en un plazo de tres a cinco días.

Definición

Para comprenderla a su totalidad es importante conocer los siguientes conceptos.

Otitis Media

Inflamación o infección del oído medio con variedad de subtipos y presentaciones clínicas y complicaciones. Incluye, además de la OMA, a la otitis media con efusión (OME) y la otitis supurada. (Rodríguez, Pavez, Pérez and Cofré, 2019)

Otitis Media Aguda

Aparición de signos de infección-inflamación del oído medio, inicia como cuadro agudo de otalgia y/o fiebre. De mayor incidencia en niños menores de dos años de edad. (Rodríguez, Pavez, Pérez and Cofré, 2019)

Otitis Media Recurrente

Tres o más episodios de OMA en los últimos seis meses, o ≥ cuatro episodios en el último año. (Rodríguez, Pavez, Pérez and Cofré, 2019)

Otitis Media Con Efusión

Inflamación del oído medio acompañada de líquido en la cavidad timpánica, sin signos ni síntomas de infección aguda. (Rodríguez, Pavez, Pérez and Cofré, 2019)

Otitis Supurada

Presencia de pus en el oído medio que en inususales ocasiones presenta salida espontánea de pus por el canal auditivo cuando la membrana timpánica esta perforada generalmente, esta perforación mejora y el tímpano cicatriza en forma espontánea. (Rodríguez, Pavez, Pérez and Cofré, 2019)

Si hay sintomatología clínica aguda atribuible a esta presencia de líquido hablamos de otitis media aguda (OMA). Si no hay sintomatología clínica aguda, la otitis media recibe el nombre de otitis media secretora, con efusión, exudado o derrame (OME). Suele ser un evento evolutivo post infeccioso agudo y, generalmente, se relaciona con la presencia de citoquinas en el oído medio. (De la Flor, 2017)

La otitis media sin derrame es un cuadro menos frecuente en el que la inflamación de la mucosa no se acompaña de exudado. Si el derrame dura más de 3 meses y es bilateral, recibe el nombre de otitis media con derrame crónica (OMEC). (De la Flor, 2017). Si el derrame es solo unilateral, debe durar más de 6 meses para ser catalogado de crónico.

Hablamos de otitis media persistente en dos situaciones:
- Cuando persiste la sintomatología aguda (otalgia y/o fiebre) más allá de 48-72 horas en el curso de un tratamiento antibiótico (fracaso terapéutico).
- Cuando se presenta un nuevo episodio agudo antes de 14 días de la finalización del tratamiento antibiótico por un episodio anterior (OMA recidivante).

Si un niño experimenta 3 o más episodios de OMA en 6 o menos meses, o 4 en 12 o menos meses, siempre que el último se haya producido en los 6 meses recientes, diremos que sufre de otitis media aguda de repetición (OMAR). (De la Flor, 2017)

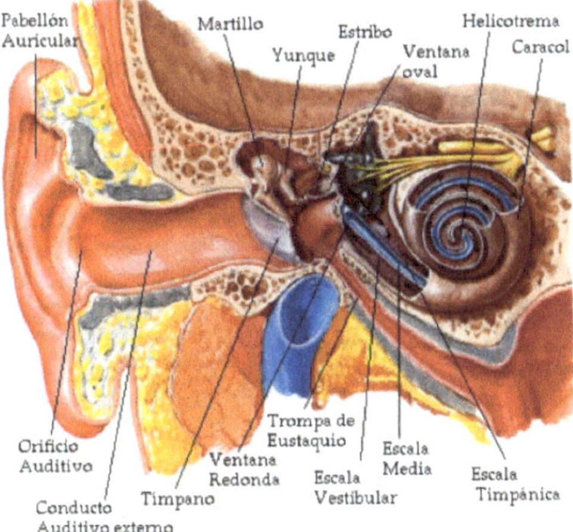

Imagen N°1 Tomado de: (FCM-UNAH, 2013)

Epidemiología

La OMA considerado un serio problema de salud pública.Con datos que reportan un 80% de los niños menores de 5 años presentaba al menos un episodio de OMA antes de la existencia de la vacuna , esto ha disminuido considerablemente desde el advenimiento de la misma, cerca de un 17 a 19% de las consultas debido a esta causa y un 34% en neonatos vacunados con 11 serotipos del neumococo asociado a una proteína portadora de haemophilus influenza .

La incidencia global de la otitis se estima en 10.85%, lo que corresponde a 709 millones de casos al año, de los cuales 51% es en niños menores de 5 años, esta varía según las regiones , con menor incidencia en Europa Central, con un 3.64% (40% en niños entre 0-5 años), Asia Pacífico (3.75%), Este Asiático (3.93%), Europa del Este (3.96%) y Zona sur de América Latina (4.25%). La incidencia es mayor en niños entre 1 y 4 años de edad (60.99%) y los menores de 1 año (45.28%). Los índices más altos de incidencia en niños entre 1 y 4 años los tienen África subsahariana oeste (154.12%), África subsahariana central (143%) y Oceanía (114.98%), lo que significa más de 1 episodio por niño al año.

Existen zonas que destacan por su incidencia baja estas son la región latinoamericana andina que presenta una incidencia de sólo 29.39% y la región Latinoamérica sur 25.56%, así como las regiones de Asia Pacífico que tiene una incidencia de 24.21% y la región del este de Asia con 27.38%., además existen ciertas poblaciones susceptibles a la OMA, tales como los esquimales, aborígenes australianos y norteamericanos. (Krause, 2016)

Factores De Riesgo

El desarrollo de OMA se ve favorecido por la falta de lactancia materna, especialmente en menores de 3 meses de edad. Es más frecuente en niños que utilizan objetos de distracción oral como el chupón y en aquellos que acuden a la guardería. Existe una asociación directa entre la exposición al humo del tabaco (en la mayoría por tabaquismo de los padres) y el desarrollo de otitis media y su recurrencia. En algunas anormalidades craneofaciales se desarrolla OMA y en niños con paladar hendido se observa casi de manera universal. El reflujo gastroesofágico y el síndrome de Down se asocian al desarrollo de OMA. Una pequeña cantidad de pacientes que sufren OMA coexiste con anormalidades del sistema inmunitario, como la deficiencia de inmunoglobulinas, neoplasias malignas, tratamiento inmunosupresor y síndrome de inmunodeficiencia adquirida (sida). Otros factores de riesgo incluyen edad menor a 2 años, antecedentes familiares de OMA y nivel socioeconómico bajo. (Ramirez, Merelo, Pérez, Strassburger, & Álvarez, 2016)

Tabla 2 Factores de Riesgo de OMA

Factores ambientales	Factores del huésped
Asistencia a guarderías	Sexo masculino
Lactancia materna ausente o menor a 3 meses	Edad (lactantes)
Exposición al humo de tabaco u otros irritantes	No recibir lactancia materna
Invierno	Uso de biberón
	Historia familiar de OMA
Consumo de Tabaco en el Embarazo	Malformaciones cráneo-faciales
Estrato socioeconómico bajo	Reflujo gastro-esofágico
	Alergia respiratoria

Tabla N°2. Elaborado por: Cristian Ayala C. Fuente: (Rodríguez, Pavez, Pérez and Cofré, 2019)

Etiología

Las infecciones virales representan el 41% de los casos de OMA. Los virus sincitial respiratorio (74%), parainfluenza (52%) e influenza (42%), constituyen el 81% de los patógenos virales. La bacteria que ocasiona con mayor frecuencia OMA es el Streptococcus pneumoniae (52.2%).

Le siguen en frecuencia Haemophilus influenzae no tipificable(31.9%) y Moraxella catarrhalis (9.4%). Otros agentes bacterianos que se identifican con menor frecuencia incluyen Streptococcus del grupo A, Staphylococcus aureus y microorganismos gramnegativos, como Pseudomonas. (Ramirez, Merelo, Pérez, Strassburger, & Álvarez, 2016)

Sin embargo el Streptococcus pneumoniae (SP) al ser la especie bacteriana predominante en la OMA y más frecuentemente asociada con infecciones invasivas como meningitis y neumonía, en un intento por reducir la incidencia de estos invasores neumocócicos se introdujo la vacuna neumocócica conjugada (PCV) en el año 2000. La primera vacuna conjugada que se aprobó fue una 7-valente en el año 2007 en Dinamarca con los serotipos más comúnmente asociados 4, 6B, 9V, 14, 18C, 19F y 23F. En octubre de 2010, PCV-7 fue reemplazado por una vacuna 13-valente (PCV-13) con serotipos adicionales (1, 3, 5, 6A, 7F y 19A), consiguiendo una disminución de las tasas de incidencia de niños hospitalizados con OMA o asociados a complicaciones clínicas como mastoidismo y mastoiditis aguda (M + AM) en aproximadamente el 10% y 20% respectivamente.

Las altas coberturas de vacunación antineumocócica conjugada, ha producido un desplazamiento en las frecuencias etiológicas, con mayor importancia de Haemophillus influenza; así y a efectos prácticos de plantear un tratamiento empírico, se deberán considerar la cobertura para neumococo y Haemophillus influenzae. (Laursen, Danstrup, Hoffmann, Norskov-Lauritsen, Christesen, & Ovesen, 2017).

En Neonatos
Similar a la de niños mayores; , además, bacilos gramnegativos entéricos (20% de cassos) y ocasionalmente de patógenos neonatales (p. ej.: Streptococcus agalactiae). (Rodríguez, Pavez, Pérez and Cofré, 2019)

Fisiopatología
El oído medio (OM) es un conjunto de cavidades aéreas localizadas en el interior del hueso temporal. Dichas cavidades aéreas se forman por la reabsorción del mesénquima desde la vida embrionaria hasta el cuarto o quinto años de vida.

Las cavidades aéreas del OM están tapizadas por mucosa respiratoria que se encuentra en íntimo contacto con el periostio del hueso temporal, el epitelio de dicha mucosa está constituido por un epitelio cilíndrico ciliado e incluye la presencia de glándulas secretorias.

La otitis media es un proceso inflamatorio del revestimiento mucoperióstico del OM, frecuentemente asociado a infección de la vía aérea superior, que condiciona la aparición de inflamación en la trompa de Eustaquio (TE), generando una disfunción de la misma, por lo tanto el factor de riesgo principal para la aparición de la otitis media.

A la TE se le han atribuido tres funciones principales: protección, aclaramiento de las secreciones y regulación de las presiones en el oído medio; con el objeto de equipararlas a las atmosféricas, el correcto funcionamiento de la TE se considera fundamental para mantener la mucosa del OM en condiciones de normalidad.

La función fundamental de la TE es ventilar el OM para equiparar su presión con la atmosférica; en el OM se reabsorbe gas de forma permanente, por lo que si la TE no funciona de forma adecuada se establece una situación de presión negativa. La situación de presión negativa dentro del OM implica además una mayor dificultad para la apertura de la TE (mecanismo de retroalimentación) por el denominado "efecto ventosa" que provoca una modificación en la composición del contenido aéreo del OM, originando un incremento en la presión parcial de nitrógeno y CO2 y disminución de la de oxígeno.

Estos cambios en los gases contenidos en el OM originan cambios en la diferenciación celular de la mucosa respiratoria, que ocasionan un aumento de glándulas secretoras de moco y condicionan la acumulación de secreciones aumentando el riesgo de desarrollar otitis media. (Palomar, Borrás, & Palomar, 2006)

Dicho exudado propicia un medio favorable para la proliferación de agentes patógenos bacterianos, los que alcanzan al oído medio desde la faringe a través de la trompa de Eustaquio. Aunque la infección viral es importante en la patogenia de la OMA, la mayoría de los sujetos desarrolla colonización bacteriana subsiguiente, y por tanto, la OMA se debe considerar como una infección de predominio bacteriano. (Ramirez, Merelo, Pérez, Strassburger, & Álvarez, 2016)

En la edad infantil la TE es más ancha, más corta y más horizontal que en los adultos y, además, no presenta angulación en la unión entre las porciones ósea y condromembranosa, por lo que el mecanismo de apertura de la misma es menos eficiente, y facilita la aparición de patología inflamatoria. (Palomar, Borrás, & Palomar, 2006)

Figura N°1 Patogenia de la OMA

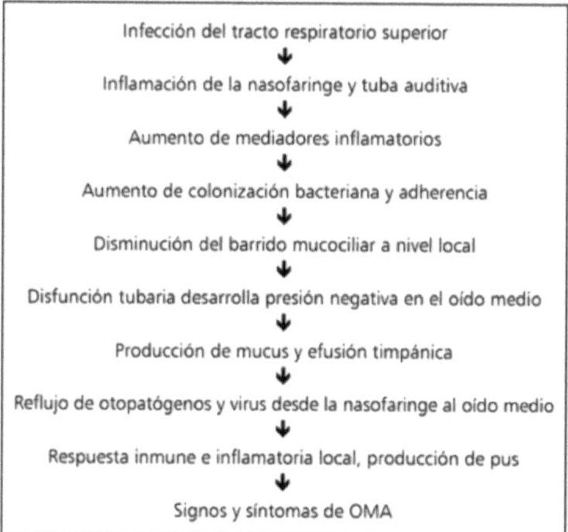

Figura N°1 Tomado de: (Rodríguez, Pavez, Pérez and Cofré, 2019)

Evolución
La OMA evoluciona en 4 fases:

- **Primera fase:** el proceso inflamatorio de vía aérea superior va a originar un edema inflamatorio de la TE y el mucoperiostio del OM. Este edema provoca dificultades para la apertura de la TE y con ello problemas de ventilación del OM.

- **Segunda fase:** la vasodilatación inflamatoria y la presión negativa ocasionan un aumento de la permeabilidad capilar que da lugar a un derrame seroso en la cavidad del OM. Este líquido contenido en el OM evoluciona progresivamente hacia un derrame purulento.

- **Tercera fase:** los fenómenos inflamatorios en la membrana timpánica provocan una necrosis de la misma, por lo que se produce la salida del contenido purulento del OM a través del CAE. Suele tratarse de una perforación timpánica puntiforme, pero puede alcanzar un tamaño mayor.

- **Cuarta fase:** en ella regresan progresivamente los fenómenos anteriormente acontecidos y se produce una resolución de los mismos. Cesa la otorrea, cierra la perforación timpánica y la disminución de la inflamación de la TE permite de nuevo una correcta ventilación del OM.

Entre la tercera y la cuarta fases puede desarrollarse una fase intermedia, de complicaciones, en la que la infección atraviesa el mucoperiostio del OM y se extiende a otros tejidos. (Palomar, Borrás, & Palomar, 2006)

Cuadro Clínico

Aparece inicialmente un cuadro de otodinia progresiva que, a menudo, se describe como pulsátil, acompañada de hipoacusia y acúfenos frecuentemente. Simultáneamente se produce un incremento en la temperatura corporal (hasta los 40°C).

Si el proceso continúa evolucionando, la presión excesiva junto con el debilitamiento de la membrana timpánica originan una perforación de la misma, con escape del material purulento contenido en el oído medio, que, en los primeros instantes, puede ir acompañado de una escasa cantidad de sangre.

Conviene recordar que el cuadro clínico puede, en cualquier momento de la evolución, detenerse y regresar, bien sea por una autolimitación del mismo o bien por el inicio de un tratamiento que detiene la evolución. Pese a que la pérdida auditiva más típica de la OMA es de tipo transmisivo, se ha demostrado que puede producirse una afectación del oído interno que ocasione un componente neurosensorial.

En pacientes de edad pediátrica se ha observado que la pérdida neurosensorial asociada a la OMA acontece fundamentalmente en altas frecuencias (8-20 kHz).

Exploración

En primer lugar debemos realizar una exploración física del paciente que iniciaremos observando la actitud del mismo para valorar la afectación del estado general. Junto con ello estudiaremos la presencia de signos de infección de vía aérea superior, determinaremos la temperatura corporal y analizaremos la presencia o ausencia de signo del trago, seguido de la respectiva evaluación otoscopica simple o neumática de estar al alcance, se sugiere la aplicación de la escala facial (Imagen Nº2) los padres o responsables del niño pueden valorar la gravedad del cuadro según su propia percepción (la EF consiste en presentar a los padres una secuencia ordenada de 7 caras con distintos grados de afectación de las mismas).

Según este criterio, se debe implicar a la familia para que comprendan que en pacientes mayores de 2 años que no padecen una otitis severa ni complicada, se puede realizar un tratamiento sintomático de la misma sin necesidad de administrar antibióticos; de esta forma se retrasa la aparición de resistencias a los antimicrobianos y con ello se prolonga la efectividad de los mismos a lo largo del tiempo.

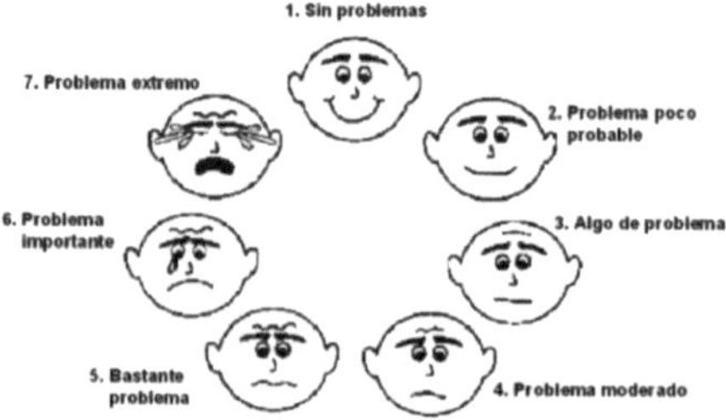

Imagen Nº2. Tomado de: (Palomar, Borrás, & Palomar, 2006)

Etapas Clínicas y Evolución

La OMA se   resuelve espontáneamente hasta en 60% de los casos, por lo existen diversos protocolos de manejo conservador y observación de estos cuadros en ciertos tipos de pacientes. Sin embargo, puede tener complicaciones muy severas tanto intrapetrosas en 0.24% de los casos (mastoiditis, laberintitis, parálisis facial) , como meningoencefálicas aguda (meningitis, abscesos extradurales y abscesos cerebrales) en 0.2% de los casos cursando mastoiditis. Estas fueron muy frecuentes en la era preantibiótica (2%) . (Krause, 2016)

Etapa clínica	Hallazgos clínicos
Etapa de tubotimpanitis 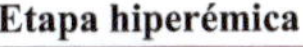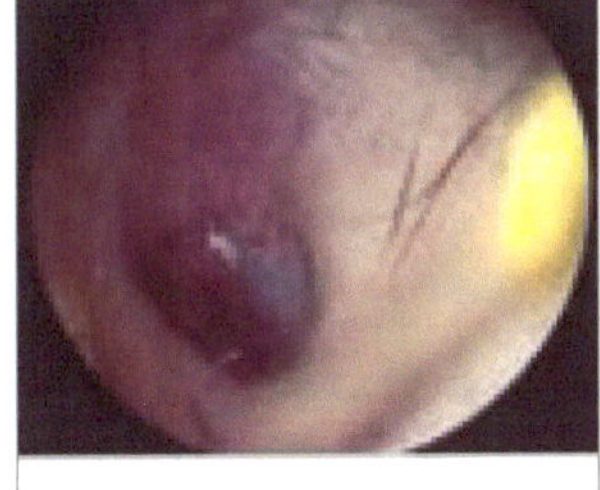	Datos inespecíficos; a la otoscopia se observa discreta hiperemia sobre mango del martillo, acortamiento del reflejo luminoso y reducción de la movilidad a la otoscopia neumática, puede iniciar con exudado o derrame seroso.
Etapa hiperémica	Se caracteriza por otalgia, malestar general, fiebre $\geq$ 39 °C, la otoscopia muestra una membrana timpánica congestionada y opaca, hipomóvil y dolorosa a la exploración neumática.

| **Etapa exudativa**
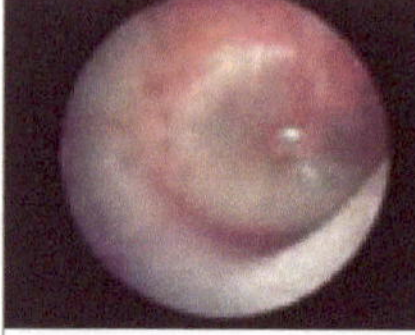 | Otalgia intensa que le impide el sueño, puede acompañarse de náusea, vomito y anorexia, así como mialgias, artralgias y en ocasiones diarrea, fiebre $\geq$ 39 ºC, la MT pierde las referencia anatómicas e hipoacusia en frecuencias altas y bajas. |
| **Etapa supurativa**
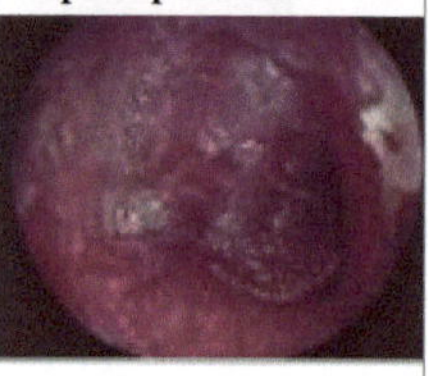 | Otalgia intensa que le impide el sueño, puede acompañarse de náusea, vomito y anorexia, así como mialgias, artralgias y en ocasiones diarrea, fiebre $\geq$ 39 ºC, la MT pierde las referencia anatómicas e hipoacusia en frecuencias altas y bajas. |

Tabla Nº3. Tomado de: (Ramirez, Merelo, Pérez, Strassburger, & Álvarez, 2016)

Escala Otoscópica. Tabla 4

0	Otoscopia normal
1	Eritema
2	Eritema + nivel de líquido claro y aire
3	Eritema + derrame completo. No opacificación
4	Eritema + nivel de líquido y aire. Opacificación. No abombamiento.
5	Eritema + Derrame completo + Opacificación. No abombamiento.
6	Eritema + Abombamiento redondeado con invaginación del martillo.
7	Eritema + Derrame completo + Opacificación + Abombamiento + Bullas

Tabla Nº4. Tomado de: (Palomar, Borrás, & Palomar, 2006)

Diagnóstico

El diagnóstico es netamente clínico , con una historica clinica especifica y dirigida a los síntomas debe confirmar que tenga un comienzo agudo identificando signos de efusión en el oído medio y evaluar la presencia de signos y síntomas de inflamación del oído medio. Cabe recalcar que no hay que olvidar que el examen físico es crucial para el diagnóstico incluyendo la otoscopía y la neumo-otoscopía que permite evaluar la movilidad timpánica. (Krause, 2016)

Criterios Diagnósticos

OMA confirmada	OMA probable
Otorrea de aparición en las últimas 24-48h	Sin otalgia. Evidencia de exudado en OM con enrojecimiento timpánico + catarro reciente
Otalgia de aparición en las últimas 24-48h + abombamiento timpánico con o sin enrojecimiento	Sin otoscopía. Otalgia explícita en el niño mayor o llanto injustificado de presentación brusca, nocturno y después de varias horas de cama, en el lactante + catarro reciente

Tabla N°5. Tomado de: (Asociación Española de Pediatría, 2011)

Figura 2 Diagnóstico de otitis media.

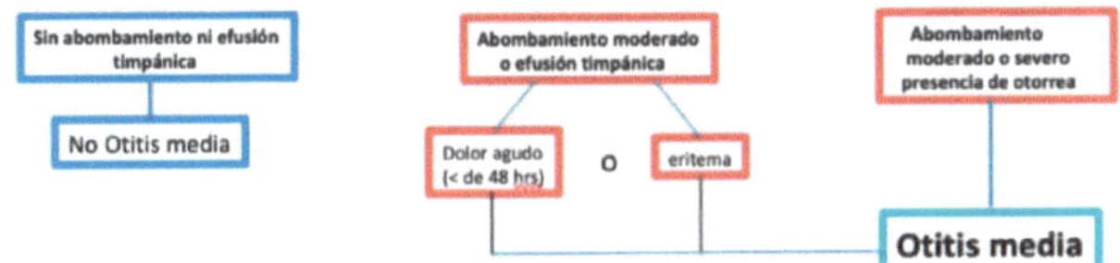

Figuraa N°2. Tomado de: (Krause, 2016)

Timpanocentesis y Miringotomía

La punción timpánica con aguja y aspiración usada para establecer la presencia o no de efusión timpánica y para diagnóstico microbiológico. Procedimiento debe ser realizado por un profesional y queda reservado para pacientes con fracaso a tratamiento o cuadros recurrentes de OMA. Los cultivos del tracto respiratorio superior no están recomendados dado su limitado valor en predecir la etiología microbiológica de OMA. (Krause, 2016)

Diagnóstico Diferencial

Tabla 6 Diagnóstico Diferencial de OMA

	Diágnostico diferencial	**Clínica diferencial**
OMA con otorrea	Otitis externa	Dolor y / o hipersensibilidad del pabellón auricular
	Otitis media serosa, rinitis y obstrucción tubárica aguda	Evidente abombamiento y/o enrojecimiento timpánico
OMA con irritabilidad/ llanto no justificado	Dolor de otro origen: traumatismo no visualizado, invaginación intestinal, sd del torniquete, otros	Otoscopia patológica

Tabla N°6. Tomado de (Asociación Española de Pediatría, 2011)

Tabla 7

Factor de mal pronóstico evolutivo
• Inicio de OMA antes de los 6 meses   • OMA recurrente (excluir las OMA persistentes*)   • Familiares en primer grado con complicaciones óticas por patología inflamatoria   *OMA persistente es la recaída temprana (dentro de la 1ª semana) postratamiento. Se debe considerar el mismo episodio.

Tabla N°7. Tomado de: (Asociación Española de Pediatría, 2011)

Tratamiento

Existen 2 metas en el tratamiento de la OMA: la primera es la resolución de los síntomas, en donde el dolor es el síntoma más relevante y la segunda, la reducción de las recurrencias. La mayoría de los pacientes tienen resolución espontánea en un periodo de 7 a 14 días; los antibióticos no se deben prescribir rutinariamente, sólo se justifica su uso en niños menores de 2 años con compromiso bilateral y en pacientes con otorrea.

El manejo del dolor incluyen paracetamol e ibuprofeno. Si el dolor se asocia con fiebre, el paracetamol o el ibuprofeno oral son suficientes para aliviar el dolor en las dosis de control de fiebre. Tabla 6.

Los antibióticos son recomendados como terapia inicial en todos los pacientes menores de 6 meses de edad; en pacientes de 6 meses a 2 años cuando se tiene diagnóstico de certeza (inicio súbito, signos y síntomas de inflamación del oído medio y líquido o derrame en oído medio), y en niños mayores de 2 años con diagnóstico de certeza en enfermedad grave. Los antibióticos se deben diferir en pacientes de 6 meses a 2 años de edad con síntomas leves o con diagnóstico incierto.

En la actualidad en el caso de enfermedad no grave o con sospecha diagnóstica se opta por la estrategia de "esperar y ver", que consiste en el uso de analgésicos sistémicos y la subsecuente revaloración en 48-72 horas; debido a su cuadro autolimitado por su naturaleza etiológica. Cuando después de 48-72 horas de la estrategia de "esperar y ver" no hay mejoría en los síntomas, se opta por el uso de antibióticos. Tabla 7.

Tabla 8

Manejo Analgésico	
Ibuprofeno	**Paracetamol**
Dosis: 10 mg/kg/dosis tres veces al día x 48-72 horas + estrategia "esperar y ver"	Dosis: 10-15 mg/kg/dosis cuatro veces al día x 48-72 horas + estrategia "esperar y ver"
Grado de recomendación A	**Grado de recomendación A**

Tabla Nº8. Tomado de: (Ramirez, Merelo, Pérez, Strassburger, & Álvarez, 2016)

Tabla 9

Antibiótico	Duración del tratamiento
Primera línea de tratamiento	
Amoxicilina **Grado de recomendación A** (Otitis media (acute): antimicrobial prescribing NICE guideline Published: 28 March 2018)	• 1 a 11 meses, 125 mg tres veces al día durante 5 a 7 días • 1 a 4 años, 250 mg tres veces al día durante 5 a 7 días • 5 a 17 años, 500 mg tres veces al día durante 5 a 7 días
Alternativas de primera elección para la alergia a la penicilina o la intolerancia	

Claritromicina
Grado de recomendación A
(Otitis media (acute): antimicrobial prescribing NICE guideline Published: 28 March 2018)
	• 1 mes a 11 años:
	  o Menos de 8 kg, 7,5 mg / kg dos veces al día durante 5 a 7 días
	  o 8 a 11 kg, 62,5 mg dos veces al día durante 5 a 7 días
	  o 12 a 19 kg, 125 mg dos veces al día durante 5 a 7 días
	  o 20 a 29 kg, 187,5 mg dos veces al día durante 5 a 7 días
	  o 30 a 40 kg, 250 mg dos veces al día durante 5 a 7 días
	  o 12 a 17 años, 250 mg a 500 mg dos veces al día durante 5 a 7 días

Eritromicina **Grado de recomendación A** (Otitis media (acute): antimicrobial prescribing NICE guideline Published: 28 March 2018)	o 1 mes a 11 años: o Menos de 8 kg, 7,5 mg / kg dos veces al día durante 5 a 7 días o 8 a 11 kg, 62,5 mg dos veces al día durante 5 a 7 días o 12 a 19 kg, 125 mg dos veces al día durante 5 a 7 días o 20 a 29 kg, 187,5 mg dos veces al día durante 5 a 7 días o 30 a 40 kg, 250 mg dos veces al día durante 5 a 7 días o 12 a 17 años, 250 mg a 500 mg dos veces al día durante 5 a 7 días
Segunda línea de tratamiento	
Amoxicilina + Ácido Clavulánico **Grado de recomendación A** (Otitis media (acute): antimicrobial prescribing NICE guideline Published: 28 March 2018)	• 1 a 11 meses, 0,25 ml / kg de suspensión 125/31 tres veces al día durante 5 a 7 días • 1 a 5 años, 5 ml de suspensión 125/31 tres veces al día o 0,25 ml / kg de Suspensión 125/31 tres veces al día durante • 5 a 7 días 6 a 11 años, 5 ml de suspensión 250/62 tres veces al día o 0,15 ml / kg de 250/62 suspensión tres veces al día por 5 a 7 días • 12 a 17 años, 250/125 mg o 500/125 mg tres veces al día durante 5 a 7 días

Tabla N°8. Tomado de: (NICE, 2018)

Complicaciones

Las complicaciones graves en la fase aguda (petrositis, laberintitis, parálisis facial, meningitis, absceso cerebral) se han reducido drásticamente desde la utilización general de ATB en la OMA.

Existen varios mecanismos por los que una infección otógena puede diseminarse hacia las estructuras adyacentes complicando el proceso:

1. Por contigüidad: a través de vías preformadas, y por medio de vías neoformadas por una cirugía previa (mastoidectomías, estapedectomía, etc.) o por procesos patológicos, como el colesteatoma o una fractura del temporal.

2. Por continuidad: fístulas entre el oído medio y el oído interno, a través de la ventana oval o la redonda.

3. Vía hematógena.

La complicación grave más frecuentemente reportada es la mastoiditis, debe sospecharse de mastoiditis, siempre que se presente enrojecimiento, tumefacción y dolor en región mastoidea, esta sospecha debe confirmarse derivando al niño al hospital para practicar estudios de imagen. (De la Flor, 2017)

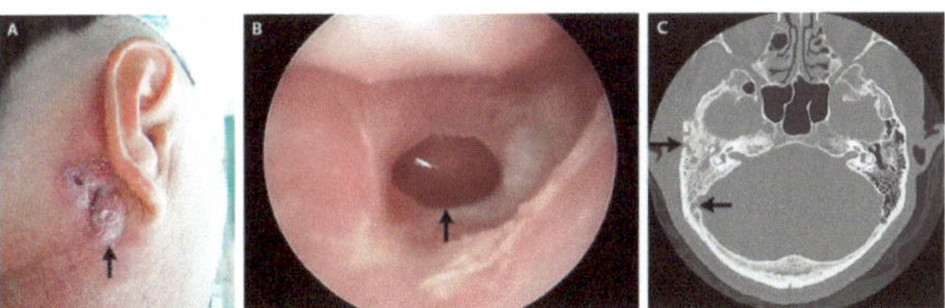

Imagen N°3 Tomado de:. (Liao & Liu, 2013)

Por el contrario el déficit auditivo suele presentarse como una complicación aguda no grave en los cuadros de OMA, (25 db de pérdida media, equivalente a llevar tapones), habitualmente reversible una vez alcanzada la curación. (Jimenez & Hernández, 2013)

Complicaciones Intratemporales Extracraneales
Mastoiditis
Mastoiditis sin periosteítis u osteítis
Mastoiditis aguda con periostitis
Mastoiditis aguda con osteítis
Mastoiditis subaguda
Mastoiditis oculta
Mastoiditis crónica
Petrositis
Parálisis facial
Laberintitis y fístulas laberínticas
Complicaciones Intracraneales Extratemporales
Meningitis
Abscesos intracraneales
Extradurales
Cerebrales
Empiema subdural
Tromboflebitis del seno sigmoideo
Hidrocefalia otógena
Complicaciones Regionales y a Distancia
Absceso de Bezold
Absceso Cigomático
Sepsis otógena

Tabla N°9. Tomado de: (López, Ceballos, & Herrero, 2006)

Prevención

• **Vacunas antineumocóccicas conjugadas** (7-10-13 valente). Con impacto favorable en la reducción de episodios de OMA compleja (recurrente, no respondedora, perforada, OME crónica) y en OMA.

• **Vacuna 23 valente polisacárida.** A partir de los dos años, en poblaciones de riesgo (p. ej: déficit de acpos. anti-neumocóccicos); aporta con serotipos adicionales a la vacuna conjugada.

• **Lactancia materna** exclusiva hasta los seis meses de edad.

• **Suplemento de vitamina D** en pacientes con déficit de vitamina D (obtener valor sobre 30 nm/mL).

• **Vacuna de influenza estacional** (evita al menos un episodio de OMA por estación).

Antimicrobianos profilácticos no se recomiendan. (Krause, 2016)

Derivación Hospitalaria

La derivación debe hacerse únicamente ante la sospecha de mastoiditis o de complicaciones neurológicas, cuando sea imperativo el conocimiento exacto del germen causante o en situaciones de fracaso terapéutico en las que la timpanocentesis ejerce un papel diagnóstico y terapéutico en la resolución de la otalgia.

Criterios de derivación de OMA
1. Inmunodeficiencia primaria o secundaria
2. OMA en el periodo neonatal
3. Fracaso terapéutico después de antibiótico de 2ª línea
4. Sintomatología neurológica
5. Sospecha de mastoiditis

Tabla N°10 Tomado de: (De la Flor, 2017)

BIBLIOGRAFÍA

1.Asociación Española de Pediatría. (2011). Protocolo de Infectología. España: ERGON

2.Castillo, F., Baquero, F., Calle, T., López, M., Ruiz, J., Alfayate, M., et al. (2012). Documento de consenso sobre etiología, diagnóstico y tratamiento. ELSEVIER DOYMA, 345.e1---345.e8

3.De la Flor, J. (2017). Infecciones de vías respiratorias altas-2:otitis media aguda (etiología, clínica y diagnóstico; complicaciones y tratamiento);otitis media aguda de repetición y otitis media crónica; otitis externa. Pediatría Integral , 399–417.

4.FCM-UNAH. (2013, Septiembre 29). FCM-UNAH Anatomía Macroscópica. Retrieved Enero 20, 2019, from https://fcmanatomiamacroscopica.blogspot.com/ 2013/09/resumen-oido.html

5.Jimenez, I., & Hernández, M. (2013). Complicaciones de la otitis media. Anales de Pediatría. Asociación española de pediatría, 1-80.

6.Laursen, B., Danstrup, C., Hoffmann, N., Norskov-Lauritsen, Christesen, A., & Ovesen, T. (2017). The effect of pneumococcal conjugate vaccines on incidence and microbiology associated with complicated acute otitis media. International Journal of Pediatric Otorhinolaryngology, 249-253.

7.Liao, Y.-J., & Liu, T.-C. (2013). Mastoiditis. The New England journal of medicine, 368.

8.López, C., Ceballos, M., & Herrero, T. (2006). SEORL PCF. Retrieved Enero 6, 2019, from COMPLICACIONES DE LAS OTITIS: http://seorl.net/PDF/Otologia/ 018%20-%20COMPLICACIONES%20DE%20LAS%20OTITIS.pdf

9.NICE. (2018). Otitis media (acute): antimicrobial. NICE guideline, 1-21.

10.Palomar, V., Borrás, M., & Palomar, V. (2006). PATOLOGÍA INFLAMATORIA DEL OÍDO MEDIO. SEORL PCF. Hospital Universitari Arnau de Vilanova, 1-20.

11.Ramirez, J., Merelo, C., Pérez, R., Strassburger, K., & Álvarez, C. (2016). Otitis media aguda. Un enfoque terapéutico. Revista de la Facultad de Medicina de la UNAM , 50-58.

12.Krause, F., 2016. OTITIS MEDIA AGUDA. DIAGNÓSTICO Y MANEJO PRÁCTICO. Revista Médica Clínica Las Condes, 27(6), pp.915-923.

13.Rodríguez, J., Pavez, D., Pérez, R. and Cofré, J., 2019. Recomendaciones para el diagnóstico y tratamiento antimicrobiano de la otitis media aguda en pediatría. Revista chilena de infectología, 36(4), pp.497-504.

CAPÍTULO 3

Daniel Vicente Puertas Tumipamba
Bronquiolitis

Bronquiolitis

Definición

La bronquiolitis es la inflamación y obstrucción de las vías respiratorias del tracto respiratorio inferior y es causada casi exclusivamente por una infección viral en niños menores de 2 años. La gravedad puede variar desde síntomas leves que no requiere hospitalización, hasta insuficiencia respiratoria aguda que requiere ingreso a terapia intensiva.

Epidemiologia

A nivel mundial la bronquiolitis es causante de 3,4 millones de hospitalizaciones, los brotes ocurren especialmente en los meses de invierno hasta la primavera, con picos en enero y febrero. No existe diferencia entre hombres y mujeres, ambos están igualmente afectado. Los factores de riesgo que aumentan la probabilidad de desarrollar bronquiolitis incluyen tener un hermano mayor, exposición al humo del cigarrillo, asistencia a la guardería y nacimiento dentro de los 2 meses posteriores al pico de temporada.

Factores de Riesgo

Existen factores que contribuyen a la gravedad en los cuadros de bronquiolitis factores ambientales y propios del huésped como: edad, prematurez, patologías de base, genero.

La edad es el predictor más importante de la gravedad, tras el nacimiento los anticuerpos maternos disminuyen, aumentando el riesgo de un cuadro grave, están en riesgo, existiendo mayor riesgo entre 1 y 3 meses. La prematurez constituye otro factor para bronquiolitis grave, ya que hay menor transferencia transplacentaria de anticuerpos, especialmente aquellos con menos de 29 semanas de gestación. Otros factores de riesgo de gravedad incluyen broncodisplasia pulmonar y cardiopatía congénita con compromiso hemodinámico, especialmente si se acompaña con hipertensión pulmonar o insuficiencia cardíaca congestiva.

La trisomía 21, el bajo peso y los trastornos neuromusculares también se han descrito como predictores independientes de bronquiolitis severa. El género masculino se ha descrito también como factor de riesgo para enfermedad grave. No parece haber una disparidad en la tasa de hospitalización entre los niños afroamericanos y blancos; los datos de otros grupos raciales y étnicos son limitados.

Entre los factores ambientales estudiados la exposición del lactante al humo del cigarrillo, influye en la incidencia y la gravedad de la bronquiolitis. Los lactantes con exposición al humo de tabaco intraútero tenían más probabilidades de ser ingresados en la UCI por bronquiolitis. Otros estudios sugieren que la contaminación del aire, incluso a niveles ampliamente aceptados como "seguros", puede aumentar el riesgo de bronquiolitis.

Etiología
Los virus que producen bronquiolitis varían en las diversas regiones del mundo y durante las estaciones del año, el patógeno más frecuente en los diferentes estudios es el virus sincitial respiratorio. Meissner en su estudio reporta: Virus sincitial respiratorio A y B entre 50–80%, rinovirus humano A, B y C del 5- 25%, virus Parainfluenza principalmente tipo 3, pero también 1,2 y 4, entre el 5-25%, Metaneumovirus humano subgrupo A y B del 5-10%, coronavirus OC43, 229E, NL63 y HKU1 del 5-10%, adenovirus 5-10%, virus influenza 1-5%, enterovirus 1-5%.

Fisiopatología
Inicialmente se produce la inoculación en la mucosa nasal o conjuntival con secreciones contaminadas o por inhalación de gotas respiratorias grandes (> 5 µm de diámetro). Después de un período de incubación de 4 a 6 días, la replicación viral en el epitelio nasal produce congestión, rinorrea, irritabilidad e inapetencia.

En el tracto respiratorio inferior, el virus infecta a las células epiteliales ciliadas de la mucosa de los bronquiolos y neumocitos en los alvéolos, se inicia la replicación viral, como respuesta se produce la migración de células natural killer, linfocitos T CD4 +, linfocitos CD8 + citotóxicos y granulocitos activados. La infiltración celular del tejido peribronquiolar, produce edema, aumento de la producción de moco, alteración de movimiento ciliar, desprendimiento de las células epiteliales infectadas, produciendo un grado variable de obstrucción intraluminal. Durante la inspiración, se produce una presión intrapleural negativa y el aire fluye más allá de la obstrucción. La presión positiva de la espiración estrecha aún más las vías respiratorias, produciendo una mayor obstrucción, lo que provoca sibilancias. Las respuestas inmunitarias innatas y adaptativas están involucradas en la eliminación viral, y produce regeneración del epitelio bronquiolar.

Diagnóstico Clínico
La clínica en las primeras 24-48 horas se caracteriza por síntomas relacionados a las vías respiratorias superiores (rinorrea, congestión, acompañado o no de febrícula, en ocasiones también fiebre, posterior a esto presenta síntomas de las vías respiratorias inferiores como tos, taquipnea y signos de dificultad respiración (quejido, aleteo nasal,   retracciones intercostales, subcostales o supraclaviculares, cabeceo), en los casos más graves apnea, a la auscultación: sibilancias y/o crepitantes.

Otros datos clínicos son: dificultad para la alimentación, deshidratación de diferente grado, taquicardia, hipoxemia.

Diagnóstico Diferencial
Se debe considerar causas infecciosas y no infecciosas. La ausencia de síntomas de las vías respiratorias superiores debería aumentar la sospecha de otras causas de dificultad respiratoria como patologías cardíaca, malformación congénita de las vías respiratorias como: un anillo vascular. Se debe descartar la aspiración de un cuerpo extraño. Procesos infecciosos como tos ferina se debe considerar en bebés con tos paroxística, o con exposición conocida. Las infecciones bacterianas que complican la bronquiolitis viral, incluida la otitis media o la neumonía, pueden presentarse como una nueva fiebre o un estado de empeoramiento más adelante en el curso de la enfermedad.

Escalas de Valoración
Se ha utilizado una variedad de escores respiratorios no validados o con validación incompleta, para evaluar la gravedad de la bronquiolitis. Una revisión sistemática que incluyo 32 scores, encontró que el más utilizado en la literatura es el Instrumento de Evaluación de Dificultad Respiratoria (Respiratory Distress Assessment Instrument (RDAI) el segundo es el

propuestos por Tal et al., en tercer lugar la escala de Wang et al. Sin embargo el más recomendado al momento a pesar de no ser completo es el elaborado por Marlais et al., seguido por las escalas de Rodríguez y col., Liu y col., Gadjos y col, Wood y col, y Flores-Gonzalez et al., todos tienen deficiencias por calidad metodológica limitada por lo que es necesario nuevos estudios. Se coloca la Escala de Wood Downes modificada por Ferrés, siguiendo la recomendación internacional que un instrumento es el más disponible o usado en cada entorno, hasta tener mejores estudios que avale el uso de una escala en especial.

Duración de los síntomas	<5 días 1 punto. ≥5 días 0 punto.
Frecuencia respiratoria	≥50 respiraciones / min 1 punto. <50 respiraciones / min 0 punto.
Frecuencia cardíaca	≥155 latidos / min 1punto. <155 latidos / min 0 punto.
Saturación de oxígeno	<97% 1 punto. ≥97% 0 punto.
Edad de presentación	<18 semanas 1 punto. ≥18 semanas 0 punto.

Tabla 1. Escala de Marlais et al.

Puntos	Sibilancias	Tiraje	FR	FC	Ventilación	Cianosis
0	No	No	< 30	< 120	Buena. Simétrica	No
1	Final espiración	Subcostal. Intercostal	31-45	> 120	Regular. Simétrica	Sí
2	Toda espiración	+ Supraclavicular + Aleteo nasal	46-60		Muy disminuida	
3	+ Inspiración	+ Todo lo anterior + Suprasternal			Tórax silente	

Puntuación: leve: 1-3; moderada: 4-7; grave: 8-14. FC: frecuencia cardiaca; FR: frecuencia respiratoria.

Tabla 2. Escala de Word-Downes (modificada por Ferrés)

Indicaciones de Ingreso Hospitalario
1. Dificultad respiratoria de moderada a severa, incluyendo aleteo nasal, taquipnea, retracciones torácicas y uso de músculo accesorio, cianosis.
2. Desaturación de oxígeno el umbral de saturación de oxígeno más comúnmente especificado varió de <90% a <92%.
3. Dificultad para la alimentación o signos de deshidratación.
4. Historia de apnea.
5. Lactantes de alto riesgo (muy prematuro y / o la presencia de una comorbilidad médica significativa).
6. Problemas sociales.
7. Desnutrición severa.
8. Inseguridad sobre el diagnóstico de bronquiolitis.

Exámenes Complementarios

La academia americana de pediatría recomienda el diagnostico de bronquiolitis en base a la historia clínica y examen físico, no recomienda el uso rutinario de exámenes de laboratorio o radiografía de tórax para la evaluación de la bronquiolitis. (Recomendación moderada, nivel de evidencia B)

El uso de hemocultivo, hemograma completo, análisis de urea y electrolitos, y cultivo de orina (para excluir la infección del tracto urinario) para el diagnóstico de bronquiolitis no se recomienda para el uso de rutina, pero en casos graves, y en los que había comorbilidades o casos de incertidumbre diagnóstica las recomiendan realizar.

En la radiografías de tórax se puede observar hiperinflación pulmonar, atelectasia o infiltrados. Los hallazgos anormales pueden confundirse con una neumonía bacteriana y aumentar el uso innecesario de antibióticos.

No se recomienda realizar pruebas virales de rutina, dado que la identificación del agente viral no influye en el manejo, pero es útil para determinar la epidemiologia local y ayudaría a disminuir el uso innecesario de antibióticos, el Gold estándar es la reacción en cadena de la polimerasa en tiempo real.

Tratamiento y Prevención

Se tomara en cuenta las recomendaciones de National Institute for Health and Care Excellence (NICE), Academia Americana de pediatría (AAP), Sociedad Canadiense de pediatría, Asociación Española de Pediatría y sociedad Italiana de pediatría.

Hidratación: Existe el riesgo de deshidratación en diversos grados, secundario a pérdida de líquidos por taquipnea, fiebre o por ingesta deficiente de líquidos. Estudios concluyen que tanto la administración de líquidos por sonda nasogástrica u orogástrica versus intravenosa son igualmente eficaces. (Fuerza de recomendación fuerte).Se recomienda usar la vía intravenosa, cuando la tolerancia oral no es adecuada, se debe usar soluciones isotónica.

Oxigeno: Los médicos pueden optar por no administrar oxígeno suplementario si la saturación de oxihemoglobina supera el 90% en lactantes con diagnóstico de bronquiolitis, según la AAP. (Fuerza de recomendación débil, calidad de evidencia D). Otras guías médicas, recomiendan la suplementación con valores de <95%, sin embargo, el límite más comúnmente recomendado para suplementar oxigeno fue <92%.

Oximetría de Pulso: Se puede optar por no utilizar la oximetría de pulso continua para pacientes con bronquiolitis que no requieran oxigeno suplementario. (Fuerza de recomendación débil, calidad de evidencia c). Pero las diversas sociedades concluyen en usar oximetría si la saturación es <92%, cianosis, signos de dificultad respiratoria severa.

Fisioterapia Respiratoria: No recomienda el uso de fisioterapia torácica en bronquiolitis. (Fuerza de recomendación moderada, calidad de evidencia B)

Aspiración de Secreciones: No existe evidencia suficiente para recomendar una succión nasal para ayudar en la obstrucción de las vías respiratorias superiores, debido a la producción de moco. Pero hay evidencia para no recomendar la succión profunda, porque puede prolongar el tiempo de estancia hospitalaria en los bebés con bronquiolitis, ya que puede causar más traumatismos en las vías respiratorias, incrementando el edema e irritación. Hay algunos estudios más recientes que sugieren beneficios, con el uso de técnicas espiratorias pasivas, como presión torácica y abdominal bimanual durante la espiración y mantener la presión durante algunos ciclos respiratorios, pero hay heterogeneidad de los estudios.

Broncodilatadores: No se   recomienda el uso de β2 agonistas como: albuterol o salbutamol, en cuadros de bronquiolitis, ya que no tienen utilidad, a esto se une los efectos adversos y los costos en su uso sin los beneficios esperados (Fuerza de recomendación Fuerte, calidad de evidencia B). Algunas sociedades indican considerar realizar una prueba terapéutica con broncodilatadores, en infantes con antecedentes familiares de alergia, asma o atopia, continuar si hay respuesta.

Epinefrina: No se recomienda administrar epinefrina como tratamiento de bronquiolitis, no es útil. (Fuerza de recomendación Fuerte, calidad de evidencia B).

Corticoides: No se recomienda el uso de corticoides sistémicos o inhalados como tratamiento de bronquiolitis tanto para manejo domiciliario u hospitalario. (Fuerza de recomendación Fuerte, calidad de evidencia A).

Solución Salina Hipertónica: No se deben administrar solución salina hipertónica nebulizada a niños con diagnóstico de bronquiolitis en el departamento de urgencias. (Fuerza de recomendación moderada, calidad de evidencia B).

Se puede administrar solución salina hipertónica nebulizada en niños hospitalizados por bronquiolitis. (Fuerza de recomendación débil, calidad de evidencia C).

La solución salina hipertónica nebulizada se piensa que reduce el edema de las vías respiratorias, disminuye el tapón mucoso, mejora el aclaramiento muco- ciliar, rehidrata el líquido de la superficie de la vía área, sin embargo estos datos son extrapolado de la literatura de fibrosis quística, la fisiopatología de la bronquiolitis es diferente y podrían no estar presente su utilidad. Por otro lado la variación en los resultados de los ensayos clínicos, ponen en duda su uso, algunos ensayos iniciales demostraron disminución de la estancia hospitalaria, mejoría transitoria de la severidad, Estudios posteriores demostraron mayor beneficio solo en   hospitales que tenían pacientes con estancia mayor a 72 horas, concluyendo que la solución salina hipertónica podría ser útil en países e instituciones en la que la duración de la estancia sea cercana o mayor a 72 horas, ya que puede reducir la estancia. Estos resultados a llevado a que algunos países recomiendan usar y otros no usar, algunos solamente recomiendan usar en enfermedad moderada o grave.

Los metaanálisis y revisiones sistemáticas también han llegado a diferentes conclusiones, se encontró heterogenicidad en los estudios. Un reciente re-análisis de un meta- análisis, retiro 2 estudios chinos y resolvieron la heterogeneidad y encontró que la solución salina hipertónica no reduce el tiempo de estancia en niños hospitalizados con bronquiolitis. Resultados de metaanálisis anteriores presentan un error tipo I (concluyendo que un tratamiento es estadísticamente significativo, cuando en la realidad no es). Por lo tanto, no se puede concluir el beneficio claro de la solución salina hipertónica, es necesario nuevos estudios y re- análisis de los estudios previos para tener una conclusión más adecuada.

Antibióticos: No deben administrar medicamentos antibacterianos a en los cuadros de bronquiolitis, excepto que presente infección bacteriana concomitante, o una fuerte sospecha. (Fuerza de recomendación fuerte, calidad de evidencia B).

Terapia Antiviral: No se recomienda su uso como tratamiento de bronquiolitis, consenso de las sociedad pediátricas.

Anticuerpo Monoclonal: El palivizumab es un anticuerpo monoclonal que proporciona inmunoprofilaxis pasiva contra el virus sincitial respiratorio, se administra como una inyección intramuscular mensual durante la temporada de virus respiratorio sincitial.

Los médicos no deben administrar palivizumab a lactantes sanos con una edad gestacional mayor de 29 semanas, 0 días. (Fuerza de recomendación fuerte, calidad de evidencia B).

Se deben administrar palivizumab durante el primer año de vida a los lactantes con cardiopatía congénita con repercusión significativa o enfermedad displasica pulmonar definida por la necesidad de oxigeno mayor al > 21% de oxígeno durante al menos los primeros 28 días de edad. (Fuerza de recomendación moderada, calidad de evidencia B).

Los pacientes que cumplan los criterios para recibir Palivizumab deben recibir un máximo de 5 dosis (15 mg / kg por dosis) en el primer año de vida, durante la temporada del virus sincitial respiratorio (Fuerza de recomendación moderada, calidad de evidencia B)

Aseo de Manos: Se recomienda desinfectar las manos antes y después del contacto con el paciente, o con objetos cercanos del paciente y después de quitarse los guantes, con un producto que contenga alcohol o con agua y jabón si el alcohol no está disponible. (Fuerza de recomendación fuerte, calidad de evidencia B)

Lactancia Materna: Se debe incentivar la lactancia materna exclusiva por lo menos durante los 6 meses iniciales, para disminuir la morbilidad de las infecciones respiratorias. (Fuerza de recomendación moderada, calidad de evidencia B)

Ventilación Mecánica No Invasiva. La presión positiva continua de la vía aérea, se usa en lactantes con bronquiolitis severa para evitar la intubación, permite una mejoría de la ventilación y la oxigenación según estudios observacionales y aleatorizados. Debido al pequeño tamaño de muestras y mala calidad metodológica se espera nuevos estudios. La recomendación del Instituto Nacional de Excelencia en Salud y Atención es considerar la presión positiva continua en la vía aérea en niños con bronquiolitis que tienen insuficiencia respiratoria.

La terapia con cánula nasal de alto flujo, desde el año 2010 se ha empezado a usar, cada vez es más recomendada, el oxígeno es ajustable (FiO2 21% – 100%), calentado (34 ° C – 37 ° C) con casi un 100% de humedad relativa, puede evitar lesiones en la mucosa y molestias al paciente por el aire frío y seco. permite reducir la resistencia respiratoria de las fosas nasales y administrar presión positiva en la vía aérea. La humidificación y uso de oxigeno calentado puede favorecer la eliminación de secreciones y reduje la broncoconstricción. También hay una disminución de la resistencia nasal y la reducción del espacio muerto. Además permite el reclutamiento alveolar de las lesiones colapsadas y la elevación de la capacidad residual funcional. Sin embargo faltan aún estudios, pero es un tratamiento a considerarlo.

Intubación endotraqueal: El reconocimiento de la insuficiencia respiratoria es importante, los pacientes con insuficiencia respiratoria severa, o que no mejoran con el tratamiento estándar pueden requerir intubación endotraqueal y ventilación mecánica.

1. Brooks, C., Harrison, W., & Ralston, S. (April de 2016). Association Between Hypertonic Saline and Hospital Length. *JAMA Pediatrics*, 577-584. doi:doi: 10.1001/jamapediatrics.2016.0079

2. Caballero, M., Polack, F., & Stein, R. (November–December de 2017). Viral bronchiolitis in young infants: new perspectives for management and treatment. *Jornal de Pediatria*, 75-83. doi:https://doi.org/10.1016/j.jped.2017.07.003

3. Florin, T., Plint, A., & Zorc, J. (14 de January de 2017). Viral bronchiolitis. *the lancet*, 389, 211–224. doi:DOI:https://doi.org/10.1016/S0140-6736(16)30951-5

4. Hampton, E., & Abramson, E. (2017). Less is More: Evidence-Based Management of Bronchiolitis. *Pediatric Annals.*, 252-256. doi:doi: 10.3928/19382359-20170620-02

5. Hartling, L., Fernandes, R., Bialy, L., Milne, A. J., Plint, A., Klassen, T., & Vandermeer, b. (2011). Steroids and bronchodilators for acute bronchiolitis in the. *BMJ*, 1714-1724. doi:doi:10.1136/bmj.d1714

6. Ingelfinger, J. (2016.). Viral Bronchiolitis in Children. *N Engl J Med*, 62-72. doi: DOI: 10.1056/NEJMra1413456

7. Karampatsas, K., Kong, J., & Jonathan., C. (may de 2019). Bronchiolitis: an update on management and prophylaxis. *British Journal of Hospital Medicine*, 80, 278- 284.

8. Kirolos, A., Manti, S., Blacow, R., Tse, G., Wilson, T., & cols, a. (2019). A Systematic Review of Clinical Practice Guidelines for the Diagnosis and Management of Bronchiolitis. *The Journal of Infectious Diseases*, 1-9. doi:https://doi.org/10.1093/infdis/jiz240

9. Kou, M., & Hwang, V. a. (May de 2018). Bronchiolitis: From Practice Guideline to Clinical Practice. *Emergency Medicine Clinics of North America*, 36, 275-286. doi:https://doi.org/10.1016/j.emc.2017.12.006

10. Kwon, J.-W. (2020). High-flow nasal cannula oxygen therapy in children: a clinical review. *The Korean Pediatric Society*, 3-7. doi:https://doi.org/10.3345/kjp.2019.00626

11. Kyler, K., & Russell., M. (2018). Current Concepts in the Evaluation and Management of Bronchiolitis. *Infect Dis Clin North Am.*, 35- 45. doi: doi: 10.1016/j.idc.2017.10.002

12. Meissner, C. (7 de January de 2016). Viral Bronchiolitis in Children. *New England Journal of Medicine*, 374, 62–72. doi:doi:10.1056/nejmra1413456

13. Piedimonte, G., & Perez, M. (December. de 2014). Respiratory Syncytial Virus Infection and Bronchiolitis. *Pediatrics in Review* , 519- 527. doi:DOI: 10.1542/pir.35-12-519

14. Rodríguez, C., Sossa, M., & Nino, G. (2018). Systematic review of instruments aimed at evaluating the severity of bronchiolitis. *Paediatr Respir Rev*, 43-57. doi: doi:10.1016/j.prrv.2016.12.006.

15. Shawn L. Ralston, A. S. (2014). ClinicalPracticeGuideline:TheDiagnosis,Management, and Prevention of Bronchiolitis. *Pediatrics.*, 1474-1502.

16. Silver, A., & Nazif, J. (2019). Bronchiolitis. Pediatrics in Review, 568–576. . doi:DOI: https://doi.org/10.1542/pir.2018-0260

17. The Guideline De The Guideline Dev velopment Group, National Collabor elopment Group, National Collaborating Centre ating Centre and NICE project team and NICE project team. (2015). Bronchiolitis in children: diagnosis and Bronchiolitis in children: diagnosis and management management. NICE clinical guidelines, 1-32.

18. Zhang, L., Mendoza, R., Klassen, T., & Wainwright, C. (september de 2015). Nebulized Hypertonic Saline for Acute Bronchiolitis: A Systematic Review. Pediatrics, 687-701. doi:doi/10.1542/peds.2015-1914

CAPÍTULO 4

Nelly Yolanda Arequipa Chiquito

Neumonía

Neumonía

Introducción

"Las infecciones respiratorias agudas son las más frecuentes de toda la patología humana y son causa tanto de alta morbilidad, como de mortalidad en la edad pediátrica" (Reyes, Aristizábal, Leal, 2006, p. 248).

Se han registrado 6,3 millones de muertes en pacientes menores de cinco años en 2013 en todo el mundo, siendo las enfermedades infecciosas el 51,8 % de las causas, de las cuales la neumonía encabeza la lista con 14,9 % correspondiente a 935 000 muertes para ese año (Mori et al citado por Liu et al, 2017, p. 11).

Según el INEC (2018) en Ecuador representó el 5.8% (4.104) del total de defunciones, siendo esta la cuarta causa de muerte, perteneciendo el 3.3% (66) a menores de 28 días, 4.9% (164) a menores de 1 año de edad y 2.8% (45) a adolescentes de 10 a 19 años.

La neumonía es una enfermedad del sistema respiratorio que consiste en la inflamación aguda de los espacios alveolares de los pulmones y/o participación intersticial. La gran mayoría de las veces es de causa infecciosa, aunque también puede deberse a otras causas, como inhalación de productos químicos. Puede estar causada por: virus, bacterias y, más raramente, hongos (Sanz & Chiré, 2016, p. 39).

Los microorganismos sea por vía respiratoria, hemática, aspiración, alteraciones anatómicas, funcionales y/o inmunológicas alcanzan el pulmón de tal manera que al llegar al alvéolo y multiplicarse originan una respuesta inflamatoria.

"La neumonía se localiza anatómicamente en el parénquima pulmonar; más precisamente, en las "unidades de intercambio gaseoso", a saber: bronquíolos terminales y respiratorios, alvéolos e intersticio" (Visbal et al citado por Baltimore et al, 2007, p. 233).

En este capítulo, para el nivel de evidencia y la fuerza de recomendación, se utilizó la escala de Shekelle modificada, adicionalmente se empleó la escala de gradación de Bradley como se indica en las tablas 1 y 2 respectivamente.

Tabla 1. Escala de Shekelle modificada

Categoría de la evidencia	Fuerza de la recomendación
Ia. Evidencia para metaanálisis de los estudios clínicos aleatorios.	**A.** Directamente basada en evidencia de categoría I.
Ib. Evidencia de por lo menos un estudio clínico controlado aleatorio.	
IIa. Evidencia de por lo menos un estudio controlado sin aleatorizar.	**B.** Directamente basada en evidencia de categoría II o recomendaciones extrapoladas de evidencia I.
IIb. Al menos otro tipo de estudio cuasi experimental o estudios de cohorte.	
III. Evidencia de un estudio descriptivo no experimental, tal como estudios comparativos, estudios de correlación, casos y controles y revisiones clínicas.	**C.** Directamente basada en evidencia de categoría III o en recomendaciones extrapoladas de evidencias de categoría I o II.
IV. Evidencia de comité de expertos, reportes, opiniones o experiencia clínica de autoridades en la materia o ambas.	**D.** Directamente basadas en evidencia categoría IV o de recomendaciones extrapoladas de evidencias categorías II, III.

https://www.salud.gob.ec/wp-content/uploads/2019/02/
GPC_neumoni%CC%81a-adquirida_2017.pdf

Tabla 2. Escala de gradación de evidencia Bradley

Recomendación	Calidad de la evidencia	Metodología y soporte de la evidencia	Implicaciones
Fuerte a favor	Alta	Evidencia proveniente de ensayos clínicos aleatorizados bien realizados o excepcionalmente de estudios observacionales sin sesgos.	La recomendación puede aplicarse a la mayoría de los pacientes en la mayoría de las circunstancias, es poco probable que cambie la recomendación o la confianza sobre el efecto.
	Moderada	Evidencia proveniente de ensayos clínicos aleatorizados con importantes limitaciones (inconsistencia de los resultados, fallas metodológicas, indirectas o imprecisas), o excepcionalmente de estudios observacionales sin sesgos.	La recomendación puede aplicarse a la mayoría de los pacientes en la mayoría de las circunstancias; en caso de nuevas investigaciones, pueden tener un impacto importante sobre la confianza de la información o que cambie el efecto estimado.
	Baja	Evidencia proveniente de más de un resultado de estudios observacionales, ensayos clínicos aleatorizados con importantes fallas o evidencia indirecta.	Cuando haya disponibilidad de evidencias con mayor calidad, puede cambiar la recomendación; en caso de nuevas investigaciones, pueden tener un impacto importante sobre la confianza de la información o que cambie el efecto estimado.
	Muy baja (raramente aplicable)	Evidencia de más de un resultado proveniente de observaciones clínicas no sistematizadas o evidencia muy indirecta.	Cuando haya disponibilidad de evidencias con mayor calidad, puede cambiar la recomendación; cualquier estimación de efecto como resultado de uno o más estudios es incierto.

Recomendación	Calidad de la evidencia	Metodología y soporte de la evidencia	Implicaciones
Débil a favor	Alta	Evidencia proveniente de ensayos clínicos aleatorizados bien realizados o excepcionalmente de estudios observacionales sin sesgos.	La mejor acción puede variar dependiendo de las circunstancias, de los pacientes o valores sociales; es poco probable que cambie la recomendación o la confianza sobre el efecto.
	Moderada	Evidencia proveniente de ensayos clínicos aleatorizados con importantes limitaciones (inconsistencia de los resultados, fallas metodológicas, indirectas o imprecisas), o excepcionalmente de estudios observacionales sin sesgos.	Los enfoques alternativos son propensos a ser mejor para algunos pacientes en algunas circunstancias; en caso de nuevas investigaciones, pueden tener un impacto importante sobre la confianza de la información o que cambie el efecto estimado.
	Baja	Evidencia proveniente de más de un resultado de estudios observacionales, ensayos clínicos aleatorizados con importantes fallas o evidencia indirecta.	Otras alternativas son razonables; en caso de nuevas investigaciones, pueden tener un impacto importante sobre la confianza de la información o que cambie el efecto estimado.
	Muy baja	Evidencia de más de un resultado proveniente de observaciones clínicas no sistematizadas o evidencia muy indirecta.	Otras alternativas son igualmente razonables; cualquier estimación de efecto como resultado de uno o más estudios es incierto.

https://www.salud.gob.ec/wp-content/uploads/2019/02/
GPC_neumoni%CC%81a-adquirida_2017.pdf

En función del lugar donde se produce el contagio, los gérmenes causantes de la infección y el tratamiento son diferentes. Se distinguen 2 tipos:

- **Neumonía adquirida en la comunidad (NAC):** es aquella que aparece en sujetos que conviven en la comunidad y que no han sido hospitalizados en los últimos 7 días o bien que aparecen en las primeras 48 horas de su ingreso en un centro hospitalario.
- **Neumonía Nosocomial (NN):** infección adquirida durante la estancia en el hospital (se puede evidenciar a lo largo de la primera semana tras el alta) (Rupérez, Herranz, Bernaola, s.f., p.1).

Cuando estamos frente a situaciones en las cuales hay predominio de compromiso alveolar como son la neumonía y bronconeumonía, en países en desarrollo y en especial ante poblaciones con factores de alto riesgo, la etiología bacteriana llega a predominar sobre los virus; la frecuencia relativa de diversos patógenos, varía según el contexto en que se adquirió la infección; en los pacientes con neumonía adquirida en la comunidad los microorganismos más comunes son: Streptococcus pneumoniae, Haemophilus influenzae causando el 74% de estas y el Staphylococcus aureus el 9%; deben tenerse en mente la Clamydia trachomatis en niños entre los 2 y 4 meses de edad y el M. pneumoniae, en mayores de 5 años los cuales, por lo general ocasionan una enfermedad leve. Se estima que los bacilos entéricos gramnegativos y Pseudomona aureginosa, son causas poco frecuentes de neumonía adquirida en la comunidad y por el contrario, son responsables de más del 50% de las neumonías hospitalarias o neumonías nosocomiales (Ochoa, Posada, Restrepo, Aristizábal, s.f., p. 51).

"En pacientes menores de dos años, las causas más frecuentes son las virales (80 %), producidas por el virus sincitial respiratorio, rinovirus, parainfluenza, influenza y adenovirus" (Mori et al citado por Úbeda et al, 2017, p. 16-17).

"Pneumocystis jiroveci es una causa importante de neumonía en niños menores de seis meses con VIH/SIDA, responsable de al menos uno de cada cuatro fallecimientos de lactantes seropositivos al VIH" (Anónimo, 2019).

Existen factores de riesgo para neumonía grave dependientes del huésped y del ambiente. Dentro del primer grupo, se incluye prematuridad, bajo peso al nacer, no haber recibido lactancia materna durante los primeros cuatro meses de vida, malnutrición, inmunización incompleta (neumococo, Haemophilus, sarampión, pertusis), asma e hiperreactividad bronquial, infecciones respiratorias recurrentes, antecedentes de otitis media con tubos de timpanostomía y enfermedades crónicas (cardiorrespiratorias, inmunitarias, neuromusculares). Además se menciona que determinados polimorfismos genéticos de la respuesta inmune innata o específica se encuentran aún en estudio. Entre los factores dependientes del ambiente, se identifican: madre adolescente, analfabetismo materno, hacinamiento, asistencia a guarderías y exposición al humo del tabaco (Mori et al citado por Bradley et al, 2017, p. 17).

Diagnóstico Clínico
Existen cinco elementos fundamentales que apoyan mucho al clínico cuando se evidencia patología respiratoria: sintomatología alta, baja, presencia de fiebre, frecuencia respiratoria y oximetría de pulso.

Signos sintomatología respiratoria alta: rinorrea, frémito nasal, malestar general, estornudos.

Signos sintomatología respiratoria baja: tos, taquipnea, estridor, sibilancias, dificultad respiratoria, crépitos alveolares y retracciones subcostales (Visbal, Galindo, Orozco, Vargas, 2007, p. 235).

El tiraje subcostal persistente en el niño mayor de 2 meses es el indicador clínico con mejor sensibilidad y especificidad para definir una neumonía que altere la distensibilidad pulmonar, y requiere de oxígeno suplementario en el manejo básico, implicando, salvo consideraciones especiales, manejo hospitalario (Ochoa et al, s.f., p. 52).

"Taquipnea: signo más sensible y específico en < 5 años" (Visbal et al, 2007, p. 235).

Se considera que la frecuencia respiratoria esta elevada cuando: - La frecuencia respiratoria es de 60 o más veces por minuto en lactantes menores de 2 meses. - La frecuencia respiratoria es más de 50 o más veces por minuto en los lactantes de 2-11 meses. - La frecuencia respiratoria es de 40 o más veces por minuto en niños de 1-4 años (Ochoa et al, s.f., p. 52).

"La Organización Mundial de la Salud (OMS) considera la taquipnea como único signo predictor de neumonía con una sensibilidad del 50 - 75% y una especificidad del 67%.

La ausencia de taquipnea tiene un valor predictivo negativo del 80%" (Visbal et al citado por Anónimo, 2007, p. 235).

Fiebre: la fiebre sola no es parámetro útil para el diagnóstico, la no presencia de fiebre tiene un valor predictivo negativo de hasta un 90%, sin embargo, la ausencia de fiebre en un paciente con neumonía es un factor pronóstico como riesgo de mortalidad o se puede estar ante la presencia de neumonía atípica.

Saturación de oxigeno baja: útil para determinar severidad del cuadro clínico (Visbal et al, 2007, p. 235)

Existen 2 formas clínicas de neumonía si bien no existe ningún dato patognomónico y cualquier síntoma puede aparecer en las dos. Esta diferenciación es aplicable a niños mayores y adolescentes, ya que en neonatos y lactantes es más difícil la distinción.

- Neumonía típica (streptococcus pneumoniae, hamophilus influenzae, streptococcus pygenes, staphylococus aureus): caracterizada por un inicio brusco de fiebre, escalofríos, dolor costal, tos productiva, ausencia de sintomatología extrapulmonar.
- Neumonía atípica (viral y bacterias intracelulares): se caracteriza por un comienzo insidioso, fiebre, tos no productiva, cefalea, malestar general, sintomatología extrapulmonar. En niños de 0-3 meses es frecuente la ausencia de fiebre. Según el germen que la causa, la sintomatología extrapulmonar es variable y puede orientar para el diagnóstico:
- Mycoplasma pneumoniae: coriza, miringitis bullosa, anemia hemolítica, exantema, miocarditis.
- Chlamydia pneumoniae: sinusitis, faringitis
- VRS: coriza -otros virus: coriza, sintomatología gastrointestinal (Rupérez et al, s.f., p.2).

Tabla 3. Parámetros clínicos y epidemiológicos orientadores para las diferentes etiologías. Guías de tratamiento basadas en la evidencia-2003

	Neumonía virus respiratorios	Neumonía atípica M. pneumoniae	Neumonía típica HiB S. pneumoniae
Edad	Menor de 3 años	Mayor de 5 años	Todas
Estación climática	Invierno	Todas	Invierno
Inicio	Variable	Insidioso	Brusco
C. estado general	Variable	Escaso	Variable
Fiebre	Variable	No alta	Alta
Taquipnea	Común	Infrecuente	Común
Tos	Seca-paroxística	Seca-paroxística	Productiva
Otros síntomas	Varios	Varios	Dolor abdominal
Dolor costal	No	No	Sí
Examen físico	Variable, sibilancias	Variable (ES)	Estertores crepitantes
Leucocitosis	Variable (linfocitosis)	Inhabitual	Leucocitosis (neutrofilia)
PCR	Variable	Normal	Alta
Radiología	Intersticial	Variable	Consolidación lobar o Segmentaria
Efusión pleural	No	10-20%	Frecuente
Ambiente epidémico	Frecuente	Brotes	No

Fuente: http://www.scielo.org.co/pdf/sun/v23n2/v23n2a10.pdf

La gran mayoría de las neumonías de adquisición extra hospitalaria (NAC) en niños, pueden ser tratadas de forma ambulatoria en la atención primaria, por parte de los especialistas en medicina general integral (MGI) y pediatría del área de salud a la cual pertenecen dichos pacientes; sin embargo determinadas situaciones hacen aconsejable el ingreso hospitalario para su adecuado tratamiento y control (Toledo & Toledo citado por Pericas et al, 2012, p. 720) según los criterios siguientes:

• Menores de 2 meses
• Apnea
• Signos de dificultad respiratoria: tiraje subcostal, aleteo nasal, cianosis, quejido
• Hipoxemia: saturación < 92% a nivel del mar
• Intolerancia a la vía oral
• Aspecto tóxico
• Falta de respuesta al tratamiento ambulatorio
• Neumonía complicada
• Enfermedades subyacente y/o afectación inmunológica
• Residir en un sitio no óptimo para tratamiento o incompetencia familiar para el tratamiento. (Visbal et al, 2007, p. 238).

Exámenes Complementarios
En los pacientes con neumonía se pueden realizar pruebas de laboratorio que aportan datos de utilidad a la hora de decidir el tratamiento, aunque con ciertas limitaciones pues no son estrictamente necesarias en la atención primaria (E-Baja calidad/R-Débil a favor) y si se dispone de ellas, la tardanza en disponer de sus resultados reduce su utilidad. (Toledo & Toledo, 2012, p. 718).

En los casos que ameriten manejo hospitalario, dada la severidad del caso, existe mayor justificación para acudir a apoyo diagnósticos paraclínicos diversos, pero es muy importante individualizar cada situación, buscando al máximo un equilibrio entre el costo beneficio de cada uno de ellos, para un caso en particular (Ochoa et al, s.f., p. 56).

Se aconseja realizar un conteo global y diferencial de los leucocitos (E-Baja calidad/R-Débil a favor) que puede aportar información acerca de la etiología de la neumonía. El incremento del conteo de leucocitos se ha asociado con infección bacteriana; las neumonías bacterianas típicas suelen presentar leucocitosis con desviación izquierda, mientras que las atípicas y las virales suelen cursar por lo general con conteos leucocitarios normales y linfocitosis, en ocasiones pueden presentar leucocitosis con linfocitosis, la leucopenia es sugestiva de virus o micoplasma. La gran amplitud de variaciones en el leucograma hace difícil diferenciar una neumonía bacteriana de una viral.

La presencia de anemia hemolítica asociada puede ser sugestiva de infección por Mycoplasma pneumoniae.

La proteína C reactiva y la velocidad de sedimentación globular (VSG) son marcadores de inflamación poco específicos para confirmar la etiología de una neumonía (E-Alta calidad/R-Fuerte a favor), no son lo suficientemente sensibles para descartarla y no deben indicarse de forma rutinaria. Las neumonías bacterianas típicas suelen presentar proteína C reactiva elevada, mientras que las atípicas y las virales suelen cursar sin alteración de la misma.

Recientemente se habla de los niveles de procalcitonina (PCT), una prohormona de la calcitonina que en algunos estudios ha demostrado tener buena sensibilidad, especificidad y valor predictivo para distinguir entre infecciones bacterianas y virales. Otros autores no encuentran diferencias relacionadas con la etiología (E-Alta calidad/R-Fuerte a favor), pero sí concentraciones más elevadas en función de la gravedad de la neumonía, por lo que puede ser un marcador potencialmente útil para tomar decisiones terapéuticas.

El hallazgo de alteraciones bioquímicas es más frecuente en las neumonías atípicas, se ha encontrado hiponatremia en la legionelosis, aumento de la creatinfosfocinasa en la infección por M. pneumoniae y Legionella y aumento de las transaminasas hepáticas en la fiebre Q (Toledo & Toledo citado por Pericas et al, 2012, p. 718).

"En la atención primaria no es necesario el diagnóstico etiológico definitivo y por tanto no están indicados los estudios microbiológicos, que sí pueden ser importantes en neumonías severas o complicadas, tratadas a nivel hospitalario" (E-Baja calidad/R-Fuerte a favor) (Toledo & Toledo citado, 2012, p. 718).

"La obtención de exámenes de imágenes dependerá del índice de sospecha clínico, por lo que niños con síntomas leves o evidencias de infección respiratoria alta debieran ser tratados en base a la clínica sin necesidad de Rx" (Moëne, 2013, p. 28).

Podría admitirse su indicación en caso de complicaciones, diagnóstico dudoso, hospitalización, neumonía anterior y falta de respuesta al tratamiento según Toledo &Toledo (2012).

La proyección frontal (AP) suele ser suficiente para confirmar el diagnóstico de neumonía y no es recomendable el control radiológico para valorar la evolución de una neumonía no complicada; si se hace, no debe realizarse antes de 3-4 semanas, salvo que se requiera antes por mala evolución.

En la Rx de tórax se demuestra la presencia del infiltrado inflamatorio, que corrobora el diagnóstico de la neumonía, aunque en ocasiones puede existir una clínica muy sugestiva en ausencia de hallazgos radiológicos y los infiltrados aparecen en el curso evolutivo de la enfermedad. En general no hay ningún hallazgo que distinga una infección de otra, a pesar de que se ha determinado un patrón alveolar tipo bacteriano y uno intersticial típico de etiologías virales y gérmenes atípicos, que realmente solo se corresponde con la etapa inicial de la enfermedad ya que cuando el proceso progresa hacia los alvéolos, muestra un patrón alveolar similar al de la neumonía bacteriana. La edad del niño tiene más correlación con el agente causal que la imagen radiológica (Toledo & Toledo citado por Pericas et al, 2012, p. 719).

Tratamiento
Preventivo
"Orientar a los padres y tutores sobre la técnica y utilidad del lavado de manos (E-IIa R-B) para la prevención de infecciones de vías aéreas inferiores" (Anónimo, 2015, p. 5).

Se recomienda la lactancia materna exclusiva al menos hasta los seis meses para prevenir infecciones respiratorias, así como para disminuir su gravedad en niños (E-IIb R-B)

Se recomienda evitar la exposición al humo del tabaco, ya que esta incrementa el riesgo de desarrollar infecciones respiratorias y prolonga la estancia hospitalaria cuando se presentan (E-III R-C)

Se recomienda limitar la exposición a otros pacientes enfermos (E-IIa R-B)

Se recomienda la inmunización con vacunas contra patógenos bacterianos, como S. pneumoniae, Haemophilus influenzae tipo b y tosferina para prevenir la neumonía adquirida en la comunidad (E-Alta calidad/R-Fuerte a favor)

Las vacunas antineumocócicas conjugadas se aplican a niños entre 2 y 59 meses de edad (E-III/R-C)

 Evidencia de alta calidad ha demostrado que las vacunas antineumocócicas conjugadas son efectivas para prevenir la enfermedad neumocócica invasiva (septicemia, meningitis) en menores de dos años, de acuerdo al esquema del Ministerio de Salud Pública (E-Ia/ R-A)

Se recomienda vacunar contra el virus de la influenza a los lactantes mayores de seis meses de edad y a todos los niños, niñas y adolescentes, según esquema del Ministerio de Salud Pública (E-Alta calidad R-Fuerte a favor)

Se recomienda la inmunización contra virus de la influenza y tosferina para prevenir la exposición a los padres y cuidadores de niños menores de seis meses de edad, incluyendo adolescentes embarazadas (E-Baja calidad R-Fuerte a favor)

Los lactantes de alto riesgo deben ser inmunizados contra el virus sincitial respiratorio anticuerpo monoclonal específico, para disminuir el riesgo de neumonía grave y de hospitalizaciones por virus sincitial respiratorio (E-Alta calidad R-Fuerte a favor) (Mori et al citado por Ahn et al, 2017, p. 19).

Farmacológico

"Las/los pacientes que no puedan asegurar la adherencia al tratamiento deben recibir tratamiento hospitalario, (oral o intravenoso) debido al riesgo potencial de muerte por esta enfermedad" (Anónimo, 2015, p. 8).

"Para analgesia se recomienda el paracetamol 15 mg/kg por dosis cada 6 horas (dosis máxima 75 mg/kg por día)" (Anónimo, 2015, p. 9). Según Anónimo (2015) en caso de alza térmica, mantener igual dosificación.

"No hay evidencia que justifique el uso de antitusígenos, mucolíticos o expectorantes" (Mori et al citado por Chang et al, 2017, p. 23).

"Se recomienda dar por escrito las pautas que se debe seguir y el control ambulatorio en 48 horas o 72 horas" (Mori et al, 2017, p. 23).

Tabla 4. Tratamiento neumonía adquirida en la comunidad (NAC) a nivel ambulatorio

Tratamiento antibiótico	
No se recomienda prescribir los antibióticos de manera rutinaria en preescolares con neumonía adquirida en la comunidad, ya que los virus son la etiología más frecuente en este grupo etario [3].	E-Alta calidad R-Fuerte a favor
Se recomienda utilizar la amoxicilina como tratamiento de primera elección para lactantes y niños en edad preescolar con neumonía adquirida en la comunidad no grave con sospecha de etiología bacteriana. La amoxicilina proporciona adecuada cobertura para *Streptococcus pneumoniae*, patógeno bacteriano más frecuente (ver anexo 7) [3].	E-Moderada calidad R-Fuerte a favor
Se recomienda utilizar la amoxicilina como tratamiento de primera elección para escolares y adolescentes con neumonía adquirida en la comunidad no grave causada por *S. pneumoniae*, bacteria predominante. Patógenos bacterianos atípicos también deben ser considerados en la toma de decisiones [3].	
Se recomienda prescribir macrólidos para el tratamiento de los pacientes en edad escolar y adolescentes que presenten hallazgos compatibles con neumonía adquirida en la comunidad por patógenos atípicos. Pruebas de laboratorio para *M. pneumoniae* se deben realizar si hay disponibilidad y si se considera clínicamente relevante (ver anexo 7) [3].	E-Moderada calidad R-Débil a favor
Se recomienda administrar tratamiento antiviral para la influenza lo antes posible a los pacientes con neumonía adquirida en la comunidad grave a muy grave durante los brotes estacionales de influenza, en particular para aquellos con evidencia de deterioro clínico. El tratamiento después de 48 horas de la infección sintomática puede todavía proporcionar un beneficio clínico para los pacientes con enfermedad más severa (ver anexo 7) [3].	E-Moderada calidad R-Fuerte a favor

Fuente: https://www.salud.gob.ec/wp-content/uploads/2019/02/ GPC_neumoni%CC%81a-adquirida_2017.pdf

Tabla 5. Tratamiento en niños con neumonía adquirida en la comunidad hospitalizados

Se recomienda prescribir ampicilina o penicilina G a lactantes o escolares internados con neumonía adquirida en la comunidad, si los datos epidemiológicos locales documentan la ausencia de resistencia a la penicilina del *Streptococcus pneumoniae* [3].	**E-Moderada calidad** **R-Fuerte a favor**
Se recomienda prescribir el tratamiento empírico con cefalosporinas de tercera generación (ceftriaxona o cefotaxima*) a lactantes y niños hospitalizados con inmunización incompleta, en regiones con datos epidemiológicos de cepas de neumococo con resistencia a la penicilina, o en pacientes con neumonía adquirida en la comunidad grave con alta mortalidad, incluyendo aquellos con empiema (ver anexo 8) [3].	**E-Moderada calidad** **R-Débil a favor**
Los antibióticos no betalactámicos, como la vancomicina, no han demostrado ser más eficaces que las cefalosporinas de tercera generación en el tratamiento de la neumonía neumocócica [3].	
Se recomienda prescribir el tratamiento combinado empírico de un macrólido (oral o parenteral) y un betalactámico en niños hospitalizados para quienes el *M. pneumoniae* y *C. pneumoniae* son consideraciones importantes; las pruebas de diagnóstico deben realizarse si son clínicamente relevantes (ver anexo 8) [3].	
Se recomienda prescribir la vancomicina o clindamicina en adición a la terapia con betalactámicos si las características clínicas, de laboratorio o de imagen son compatibles con la infección causada por *S. aureus* (ver anexo 8) [3].	**E-Baja calidad** **R-Fuerte a favor**
El tratamiento de 10 días de duración ha demostrado ser eficaz, aunque los de más corta duración** pueden tener igual resultado sobre todo para la enfermedad no grave con tratamiento ambulatorio [3].	**E-Moderada calidad** **R-Fuerte a favor**
Las infecciones causadas por ciertos patógenos, en particular *S. aureus* meticilino resistentes pueden requerir un tratamiento más prolongado que las causadas por *S. pneumoniae* [3].	

Fuente: https://www.salud.gob.ec/wp-content/uploads/2019/02/GPC_neumoni%CC%81a-adquirida_2017.pdf

Tabla 6. Selección de antimicrobianos a nivel hospitalario de acuerdo a la etiología de la NAC

Patógeno	Terapia parenteral
Streptococcus pneumoniae con sensibilidad a una CIM* mayor o igual a 2,0 mcg/ml	*Primera elección*: ampicilina 150-200 mg/kg/día intravenosa dividida cada 6 horas por 10 días o penicilina 250 000 UI/kg/día cada 4-6 horas *Alternativas*: ceftriaxona 50-80 mg/kg/día cada 12 o 24 horas, o cefotaxima** 150 mg/kg/día puede ser efectiva. Clindamicina 40 mg/kg/día cada 6 a 8 horas, o vancomicina 40 mg/kg/día, cada 6 a 8 horas
Streptococcus pneumoniae con sensibilidad a una CIM* mayor o igual a 4,0 mcg/ml	*Primera elección*: ceftriaxona. *Alternativas*: ampicilina (300-400 mg/kg/día cada 6 horas), levofloxacina (16 a 20 mg/kg/día cada 12 horas para pacientes de 6 meses a 5 años y 8 a 10 mg/kg/día una vez al día 5 a 16 años; dosis máxima diaria 750 mg), o linezolid (10 mg/kg/día cada 8 horas para niños < 12 años y 600 mg cada 12 horas para ≥ 12 años); puede ser efectivo: clindamicina o vancomicina.
Streptococcus del Grupo A	*Primera elección*: penicilina intravenosa o ampicilina *Alternativa*: ceftriaxona, clindamicina, vancomicina
Staphylococcus aureus meticilino sensible	*Primera elección*: cefazolina 150 mg/kg/día cada 8 horas, oxacilina 150 a 200 mg/kg/día cada 6-8 horas. *Alternativas*: clindamicina o vancomicina
Staphylococcus aureus meticilino resistente sensible a clindamicina	*Primera elección*: vancomicina o clindamicina. *Alternativa*: linezolid 10 mg/kg/día cada 8 horas para pacientes < 12 años y 600 mg cada 12 horas para ≥ 12 años.
Haemophilus influenzae	*Primera elección*: ampicilina, ceftriaxona o cefotaxima** *Alternativa*: ciprofloxacina 30 mg/kg/día cada 12 horas o levofloxacina 16 a 20 mg/kg/día cada 12 horas en pacientes de 6 meses a 5 años, y 8 a 10 mg/kg/día en pacientes de 5 a 16 años. Dosis máxima 750 mg/día.
Mycoplasma pneumoniae	*Primera elección*: azitromicina 10 mg/kg/día el primero y segundo día, luego vía oral. *Alternativa*: claritromicina intravenosa o levofloxacina
Chlamydia trachomatis	*Primera elección*: claritromicina intravenosa. *Alternativa*: eritromicina.

Fuente: https://www.salud.gob.ec/wp-content/uploads/2019/02/GPC_neumoni%CC%81a-adquirida_2017.pdf

Tabla 7. Selección de la terapia antimicrobiana empírica a nivel

Ambulatorio	Terapia empírica		
	Neumonía bacteriana	Neumonía atípica	Neumonía por virus de influenza
Menores de cinco años	Amoxicilina: 90 mg/kg/día vía oral dividida cada 12 horas, por 5 a 10 días· (la duración estará determinada por la severidad del cuadro clínico). Dosis máxima: 500 mg/dosis. **Alternativa:** Amoxicilina + ácido clavulánico: ≥ 3 meses y < 40 kg: 90 mg/kg/día vía oral cada 12 horas, por 5 a 10 días.	Claritromicina: 7,5 mg/kg de peso/día en 2 dosis, durante 10 días; o Azitromicina: 10 mg/kg de peso/día, dosis inicial, seguida de 5 mg/kg de peso/día 1 vez al día del segundo al quinto día de tratamiento. **Alternativa:** Eritromicina 30 a 50 mg/kg de peso/día dividido cada 6 a 8 horas (dosis máxima 2 gramos por día) por 7 a 14 días	Oseltamivir: < 15 kg: 30 mg vía oral cada 12 horas por 5 días.
Mayores de 5 años	Amoxicilina: 90 mg/kg/día vía oral dividida cada 12 horas por 5 a 10 días. Dosis máxima: 4000 mg/día. **Alternativa:** Amoxicilina + ácido clavulánico: > 40 kg: 90 mg/kg/día vía oral cada 12 horas, por 7 a 10 días.*	Claritromicina: 7,5 mg/kg de peso/día en 2 dosis, durante 10 días (dosis máxima 1 g/día); o Azitromicina: 10 mg/kg de peso/día, dosis inicial, seguida de 5 mg/kg de peso/día 1 vez al día del segundo al quinto día de tratamiento. Dosis máxima 500 mg el primer día, y 250 mg del segundo al quinto día **Alternativa:** Eritromicina, doxiciclina para pacientes mayores de 8 años	Oseltamivir 15 a 23 kg: 45 mg vía oral cada 12 horas por 5 días. 23 a 40 kg: 60 mg vía oral cada 12 horas por 5 días. > 40 kg: 75 mg vía oral cada 12 horas por 5 días.

*Fuente: https://www.salud.gob.ec/wp-content/uploads/2019/02/
GPC_neumoni%CC%81a-adquirida_2017.pdf*

BIBLIOGRAFÍA

1.Reyes, M. A. y otros. (2006). Neumología Pediátrica: Infección, alergia y enfermedad respiratoria en el niño. (5a ed.). Bogotá: Médica Internacional.

2. Mori, J. y otros. (2017). Neumonía adquirida en la comunidad en pacientes de 3 meses a 15 años. Guía de Práctica Clínica. Quito: Dirección Nacional de Normatización, MSP. Disponible en: http://salud.gob.ec

3.Estadísticas vitales: Registro Estadístico de Nacidos Vivos y Defunciones 2018. Nacimientos y Defunciones. INEC. Agosto, 2019

4.Sanz, L. y otro. (2016), Neumonía y neumonía recurrente. p.p. 39.

5.Visbal, L. y otros. Neumonía adquirida en la comunidad en pediatría. p.p. 233,235 y 238.

6.Rupérez, E. y otros. Neumonía en el paciente pediátrico. Disponible en: http://www.cfnavarra.es/salud/PUBLICACIONES/Libro%20electronico%20de%20temas%20de%20Urgencia/21.Pediatricas/Neumonia%20en%20pediatria.pdf

7.Ochoa, L. C. y otros. (s.f). Atención integral de las enfermedades prevalentes de la infancia AIEPI. p.p. 51-52, 56.

8.Anónimo. (2019). Disponible en: https://www.who.int/es/news-room/fact-sheets/detail/pneumonia

9.Toledo, I. y otro. Neumonía adquirida en la comunidad en niños y adolescentes. (2012). p.p. 718-720.

10.Moëne, K. NEUMONÍAS ADQUIRIDAS EN LA COMUNIDAD EN NIÑOS: DIAGNÓSTICO POR IMÁGENES. (2013). p.p. 28.

11.Anónimo. (2015). Diagnóstico y Tratamiento de la NEUMONÍA ADQUIRIDA en la Comunidad en las/los Pacientes de 3 Meses a 18 Años en el Primero y Segundo Nivel de Atención. p.p. 5,8,9. Disponible en: http://www.cenetec.salud.gob.mx/descargas/gpc/CatalogoMaestro/120_GPC_NEUMONIA/Neumonia_ninos_rr_cenetec.pdf

CAPÍTULO 5

Viviana Angie Quisilema Ron
Asma

Asma

Introducción

El asma es una de las enfermedades crónicas más frecuentes en la infancia. Supone un problema de salud grave a nivel mundial, dado el aumento de su prevalencia, de los costes para el tratamiento y la carga cada vez mayor a nivel asistencial y social.

Se considera al asma como una enfermedad respiratoria crónica que se presenta como episodios recurrentes de inflamación y estrechamiento de las pequeñas vías aéreas, manifestándose con síntoma como tos, dolor de pecho y dificultad para respirar y sibilancias.

En consecuencia, el asma tiene un impacto socioeconómico considerable para el paciente y la sociedad en su conjunto, al igual que afecta la calidad de vida del paciente y su familia.

Historia

La historia natural del asma transcurre en períodos asintomáticos o poco sintomáticos "de intervalo" y episodios de actividad clínica de diversa intensidad ("brotes").

Hasta ahora se ha prestado mucho menos atención a los estados de intervalo que a los brotes. Podemos considerar a estos como un fracaso en el control de los enfermos durante las fases de intervalo imputable a factores incidentales, conocidos o no, o bien a un escaso control clínico y terapéutico durante esta fase.

El tratamiento de los estados de intervalo debe tener el mismo protagonismo, si no mayor, que el de los brotes, con un control estrecho de los pacientes para detectar los empeoramientos y con un uso de la medicación antiinflamatoria óptima (corticosteroides, inhalados o generales, cromoglicato y nedocromil) para controlar la actividad de la enfermedad.

Epidemiología

La prevalencia del asma en los Estados Unidos fue del 8,2%. Afecta a 24,6 millones de personas de todas las edades. Siendo 7,1 millones de niños los que se vieron afectados con asma. La prevalencia de la exacerbación del asma, fue del 4,2% de un total de 12,8 millones de personas, de las cuales 4,0 millones eran niños. Entre los pacientes de edad 0 a 17 años, los hombres tienen mayor prevalencia que en las mujeres: 11,3% y 7,9%, respectivamente. Además, los niños tienen la prevalencia del asma corriente más elevada: 9,6% en comparación con el 7,7% en los adultos.

La tasa de letalidad del asma es relativamente baja en comparación con otras enfermedades crónicas.

En Ecuador según las cifras del Instituto Ecuatoriano de Estadística y Censos (INEC), en el 2010 se registraron en el país 3 275 casos de esta enfermedad. Se sabe que una crisis asmática puede desarrollarse por diversas causas, las más comunes son las infecciones respiratorias, que afectan a unos 100 000 ecuatorianos, de los cuales la mayoría son niños.

Fisiopatología

El asma es una enfermedad heterogénea, donde coexisten tanto factores predisponentes, que incrementan el riesgo de padecer asma, como factores desencadenantes, que activan el asma. Estos se combinan en diferentes momentos para provocar los síntomas y signos característicos de esta enfermedad. Entre los factores predisponentes se han descrito asociaciones con alelos de más de 50 genes que participan en la interacción con los estímulos del medio ambiente, el desarrollo de la respuesta inmunológica, el control de la inflamación y la reparación tisular en las vías aéreas. Además, se han descrito mecanismos epigenómicos que dependen de estímulos ambientales (como la dieta, el contacto con la microbiota y sus productos metabólicos, la exposición a contaminantes extramuros o intramuros) que pueden modificar la expresión de estos genes de diferentes maneras para activar o inhibir su efecto.

Una vez establecida esta predisposición, existen múltiples factores desencadenantes (alérgenos, infecciones, contaminantes ambientales, irritantes, cambios de temperatura, ejercicio, emociones) que frecuentemente pueden causar exacerbaciones en el asma.

Figura 1. Factores desencadenantes

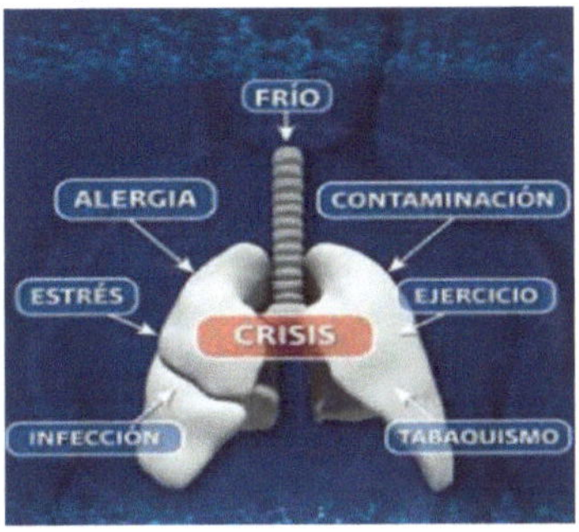

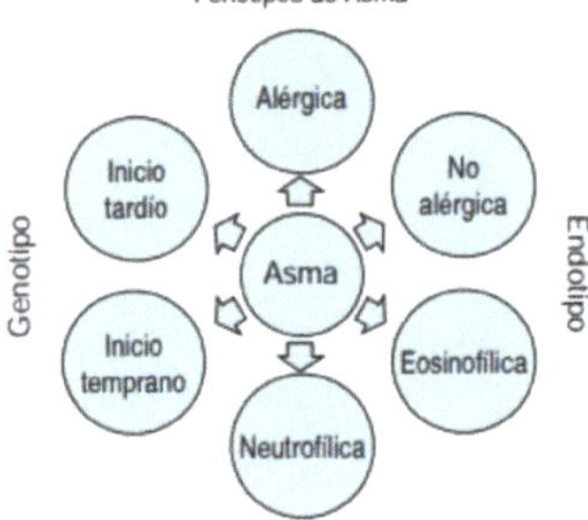

Las interacciones entre factores predisponentes y factores desencadenantes con células y moléculas de las vías aéreas, en especial del sistema inmunológico, explican la expresión clínica heterogénea que se puede presentar en cada paciente, a lo que se conoce como fenotipo.

Figura 2. Fenotipos del Asma

El asma alérgica es uno de los fenotipos más frecuentes y generalmente aparece tempranamente en niños, pero al estudiar los mecanismos fisiopatológicos pueden encontrarse varios endotipos en el asma alérgica;

algunos pacientes presentan inflamación eosinofílica dependiente de un patrón linfocitario Th2 predominante, pero otros pacientes pueden tener patrones con mayor actividad Th1 o Th17 predominante, que también sean específicos para un alérgeno y que causen inflamación de predominio neutrofílico.

La inflamación en las vías aéreas se encuentra presente en diferentes grados durante la evolución de la enfermedad y en las exacerbaciones del asma, aunque en algunas ocasiones puede haber broncoespasmo sin un componente inflamatorio tan notorio. Además de la inflamación eosinofílica (coordinada por linfocitos Th2 o por células innatas linfoides tipo 2) y de la inflamación neutrofílica inducida por linfocitos Th1 o Th17 o por células innatas linfoides tipo 1 o tipo 3, pueden existir otros desencadenantes que ocasionen directamente el broncoespasmo.

Tabla 1. Factores desencadenantes y mecanismo fisiopatológico

Factor desencadenante	Mecanismo fisiopatológico
Alérgenos	Inmunidad Th2
	Inmunidad Th1, Th17
Infecciones	Células innatas ILC1, ILC2, ILC3
Contaminantes	ROS, NFκ-B
Irritantes en la mucosa	Aumento de tono colinérgico
Aldehídos, Frío, Dolor	Activación TRPA1
Estrés agudo o crónico	CRH/ACTH/cortisol

Diagnóstico

El asma es una enfermedad heterogénea en la que existen diferentes procesos subyacentes, caracterizada por inflamación de la vía aérea y limitación variable del flujo espiratorio. Presenta una expresión clínica tan dinámica y variable que es considerada en la actualidad como un síndrome que agrupa diferentes formas de enfermedad. Su diagnóstico implica identificar el patrón característico de síntomas respiratorios, la limitación variable del flujo aéreo espiratorio y excluir otros diagnósticos. El diagnóstico y tratamiento precoz tienen por objetivo disminuir la frecuencia y gravedad de las crisis para

para impedir el deterioro de la función pulmonar, mejorar la calidad de vida y prevenir la mortalidad.

Diagnóstico Clínico

El asma es una entidad heterogénea que resulta de interacciones complejas entre factores ambientales y genéticos. Ninguno de los síntomas y signos característicos es totalmente específico de asma.

La presentación inicial de algunos de los síntomas clave y su variabilidad en intensidad y tiempo, así como otros detalles personales y familiares del paciente hacen sospechar al médico que se trata de asma. En la segunda fase, el médico busca confirmar su sospecha, demostrando la obstrucción al flujo de aire y cómo fluctúa en el tiempo. Para ello existen varias pruebas objetivas de función pulmonar (e.o. espirometría pre-posbroncodilatador, prueba terapéutica, flujometría seriada) que pueden demostrar reversibilidad de la obstrucción al flujo de aire o su variabilidad en el tiempo.

En pacientes con sospecha clínica de asma, una mejoría en los síntomas relacionada con el tratamiento de mantenimiento confirma el diagnóstico de asma.

La sospecha clínica de asma se basa en:
A. La presencia de dos o más de los síntomas clave:
1. Sibilancias
2. Tos
3. Disnea
4. Opresión del pecho o sensación de pecho apretado.

B. Variabilidad en el tiempo en intensidad y presencia de factores desencadenantes

La tos generalmente es paroxística y de predominio nocturno. La ausencia de sibilancias no descarta el asma. Una característica del asma es la variabilidad de los síntomas, que fluctúan en intensidad y frecuencia, incluso en un mismo día. Así que es más probable que sea asma si los síntomas van y vienen con el tiempo; por ejemplo, si empeoran en la noche, en la madrugada o al despertar; si son desencadenados por factores como son ejercicio, reír, exposición a alérgenos o aire frío y/o si empeoran durante infecciones virales. En algunos pacientes pueden desencadenarse con la ingesta de antiinflamatorios no esteroideos (AINES) o betabloqueadores.

Ninguno de estos síntomas y signos es específico para el asma, pero la historia familiar o personal de enfermedad alérgica (dermatitis atópica, rinitis alérgica, asma alérgica) aumenta la predisposición o la gravedad del asma.

Tabla 2. Datos sugestivos de asma en niños ≤ 5 años

Síntomas	Tos que puede acompañarse de sibilancias, estertores gruesos y/o dificultad respiratoria de forma recurrente en la ausencia de una infección respiratoria aguda. Pueden empeorar por la noche, con o al terminar el ejercicio, la risa o el llanto o al exponerse al humo de cigarro
Actividad física disminuida	No corre, no juega, ni ríe con la misma intensidad que otros niños; se cansa pronto al caminar (pide que lo carguen)
Historia de alergia	Otra enfermedad alérgica (dermatitis atópica o rinitis alérgica) Asma en familiares de primer grado (padres o hermanos)
Prueba terapéutica con CEI a dosis baja y SABA PRN	Mejoría clínica con el uso durante 2-3 meses del controlador y empeora cuando se suspende

CEI = Corticoesteroide inhalado, SABA = Beta-agonista de acción corta, PRN = Por razón necesaria.

En el niño mayor de 6 años, las exploraciones diagnósticas de función pulmonar están recomendadas, siendo prácticamente las mismas que para el estudio de asma en el adulto. El diagnóstico de asma es sencillo cuando se detectan sibilancias en el niño y responden al tratamiento broncodilatador, pero a menudo el diagnóstico es incierto cuando recurrimos exclusivamente a los síntomas.

En niños de edad escolar, una prueba de broncodilatación, el estudio de la variabilidad en el FEM o una prueba de provocación bronquial se pueden utilizar para confirmar el diagnóstico.

Diagnóstico Diferencial

En pacientes que sólo presentan un síntoma clave y en pacientes que no mejoran aún con un manejo adecuado es importante tomar en cuenta los diagnósticos diferenciales. Según la edad del paciente, sugerimos considerar ciertas patologías diferenciales.

Tabla 2. Diagnóstico Diferencial del Asma

Diagnóstico diferencial	Datos clínicos sugestivos	Población susceptible
Enfermedades de las vías respiratorias superiores		
Rinofaringitis y sinusitis	Cuadro clínico < 10 días (algunas sinusitis > 10 días). Odinofagia. Fiebre. Descarga retronasal y secreción nasal variable	Niños y adultos
Enfermedades de las vías aéreas altas		
Cuerpo extraño inhalado	Inicio agudo/abrupto, o estridor inspiratorio y/o tos al comer o jugar	Niños y adultos
Alteraciones laríngeas (incluyendo «Disfunción de las cuerdas vocales»)	Estridor inspiratorio que empeora con estrés. Movimiento paradójico de cuerdas vocales. Espirometría con «meseta» durante exhalación forzada	Niños y adultos
Linfadenopatía o tumor	Inicio gradual. Síntomas de disnea *in crescendo* que no responde a broncodilatadores. Ocasionalmente estridor ó hemoptisis	Niños y adultos
Malformaciones congénitas, incluyendo anillos vasculares	Respiración ruidosa. Inicio desde el nacimiento. Alteraciones de deglución. Asociado con otras malformaciones congénitas (p. ej. VACTERL)	Niños
Laringotraqueomalacia, estenosis traqueal, broncostenosis	Inicio desde el nacimiento. Estridor inspiratorio o bifásico que incrementa al llorar o comer	Niños
Enfermedades de las vías aéreas bajas		
Bronquiolitis viral	Asociado con cuadro catarral agudo. Fiebre. Común en lactantes menores	Niños
Displasia broncopulmonar	Antecedente de prematurez con VMA. Disnea gradual desde el nacimiento	Niños
Cardiopatía congénita	Cianosis de esfuerzo. Desmedro. Hepatomegalia. Inicio en menores de un año	Niños
Bronquiolitis obliterante	Estertores crepitantes inspiratorios. Disnea y tos que no mejora con broncodilatadores. Antecedente de exposición a tóxicos inhalados	Niños y adultos
Bronquiectasias	Usualmente posinfección. Secreción activa mucopurulenta. Fiebre. Pérdida de peso. Obstrucción no reversible con broncodilatadores	Niños y adultos
Fibrosis quística	Falla en crecimiento. Tos productiva. Íleo meconial. Diarrea/esteatorrea. Neumonía de repetición	Niños y adultos
Enfermedad pulmonar obstructiva crónica (EPOC)	Mayores de 40 años. Tos productiva, disnea progresiva, asociación con tabaquismo	Adultos
Neumonitis por hipersensibilidad	Antecedente de exposición a polvos orgánicos u hongos. Tos productiva. Disnea *in crescendo*. Fatiga. Acropaquia.	Adultos
Insuficiencia cardíaca congestiva	Edema, hepatomegalia, soplos cardíacos, disnea de esfuerzo	Adultos
Trombo embolismo pulmonar	Disnea súbita. Dolor torácico. Hemoptisis.	Adultos
Tos secundaria a medicamentos (IECA, beta-bloqueadores no selectivos, etc.)	Pruebas de función pulmonar normal. Asociación del inicio de la tos con ingesta de medicamento específico	Adultos
Tuberculosis (Tb)	Fiebre. Adenomegalia. Pérdida de peso, Tos paroxística productiva, hemoptisis. (Nota: Ante sospecha de Tb no realizar espirometría para no contaminar equipo)	Adultos

Clasificación de Asma

El infradiagnóstico del asma y, por tanto, su infratratamiento, suele ser un problema habitual. Subestimar la gravedad del asma es una de las causas principales del infratratamiento. Clasificar a un niño erróneamente, tendrá un impacto significativo según se le prescriba o no un fármaco de control.

Tabla 3. Clasificación del asma

	Episódica ocasional	Episódica frecuente	Persistente moderada	Persistente grave
Episodios	De pocas horas o días de duración < de uno cada 10-12/semanas Máximo 4-5 crisis /año	<de uno cada 5-6 semanas Máximo 6-8 crisis / año	>de uno cada 4-5 semanas	Frecuentes
Síntomas intercrisis	Asintomático, con buena tolerancia al ejercicio	Asintomático	Leves	Frecuentes
Sibilancias	–	Con esfuerzos intensos	Con esfuerzos moderados	Con esfuerzos mínimos
Síntomas nocturnos	–	–	<2 noches por semana	>2 noches por semana
Medicación de alivio (SABA)	–	–	<3 días por semana	3 días por semana
Función pulmonar - FEV1 - Variabilidad PEF	>80% <20%	>80% <20%	>70%-<80% >20%-<30%	<70% >30%

FEV1: Volumen espiratorio forzado en el primer segundo; PEF: Flujo espiratorio máximo; SABA: Agonista beta dos adrenérgico de acción corta.

Para tipificar correctamente un asma es necesario especificar además de la gravedad, los factores desencadenantes en el paciente y el grado de control de los mismos.

La clasificación se realiza cuando el paciente está sin tratamiento. Así pues, la medicación necesaria para mantener al niño asintomático, indica mejor que los síntomas el grado de gravedad.

Esta clasificación, nos permite establecer un tratamiento inicial, que se podrá ir modificando según la necesidad para mantener el adecuado control del asma.

Exámenes Complementarios
Espirometría

En pacientes con un cuadro clínico sugestivo de asma, se recomienda la espirometría como la prueba de primera elección para demostrar obstrucción al flujo de aire espiratorio, sobretodo en niños ≥ 6 años y adultos. Normalmente una persona logra exhalar > 80% de la capacidad vital forzada (FVC) dentro de un segundo (que es el FEV1). Así que la relación FEV1/FVC debajo del 70% en adultos menores de 50 años es diagnóstico de obstrucción al flujo de aire.

La gravedad de la obstrucción la indica el valor de FEV1 en relación al valor predicho: arriba de 70% es una obstrucción leve y 60-69% una obstrucción moderada.

Dado el carácter fluctuante del proceso obstructivo, un resultado de espirometría normal en un paciente con una historia y síntomas sugestivos de asma no descarta la enfermedad. En pacientes con grados leves (intermitente y persistente) de asma, en muchas ocasiones la espirometría puede ser normal. A veces se logra finalmente demostrar el patrón obstructivo fluctuante con pruebas seriadas de función pulmonar. Por ello, si el diagnóstico es muy probable, sugerimos iniciar el tratamiento del asma aún con una espirometría normal. En pacientes con un diagnóstico probable o poco probable de asma, sugerimos intentar demostrar variabilidad en la obstrucción al flujo de aire con las pruebas de reversibilidad y la prueba de reto.

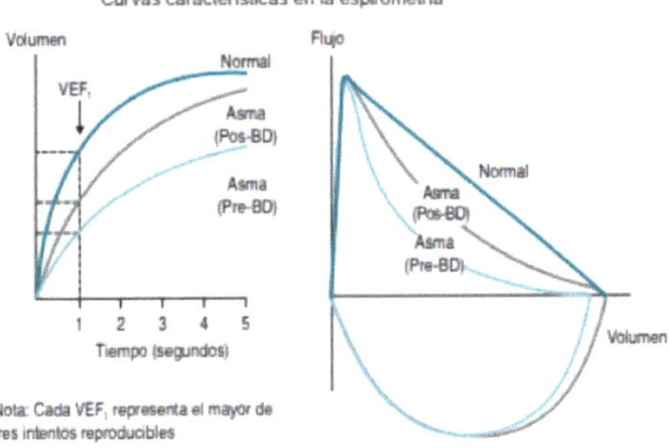

Figura 2. Curvas de la espirometría paciente con asma.

Curvas volumen-tiempo (izquierda) y flujo-volumen (derecha) de una espirometría. Con asma el aumento de volumen en el tiempo es más lento y el máximo del flujo más bajo y corto. Esto mejora (parcialmente) en la prueba posbroncodilatadora. Pacientes con asma leve persistente generalmente no presentan alteración alguna en la espirometría.

Fluctuación de la obstrucción al flujo de aire: pruebas de reversibilidad
En la misma sesión de espirometría se debe realizar una 2ª prueba 15-20 minutos posteriores a la administración de 400 μg (4 disparos) de salbutamol con aerocámara. Se documenta reversibilidad, si los resultados muestran un incremento del FEV1 de por lo menos el 12% y 200 mL (para niños: sólo 12%).

Si la prueba de reversibilidad con espirometría es negativa, pero la sospecha de asma es fuerte se procede a las otras pruebas para demostrar reversibilidad/fluctuación de la obstrucción al flujo de aire, las que incluyen una prueba terapéutica.

Otras pruebas para demostrar reversibilidad son las pruebas terapéuticas. Se considera una prueba positiva al demostrar un incremento de FEV1 > 12% y 200 mL con 6 semanas de dosis media de un corticoesteroide inhalado (200 μg BUDeq cada 12 horas) o 15 días de 40 mg al día de prednisona vía oral. Para niños el criterio para reversibilidad sólo es una mejora de FEV1 > 12%.

Fluctuación de la obstrucción al flujo de aire: mediciones seriadas de PEF
Se pueden emplear otras pruebas objetivas complementarias para demostrar la limitación variable al flujo de aire. Se puede medir el flujo espiratorio máximo (por sus siglas en inglés PEF, peak expiratory flow), que el paciente puede medir con un flujómetro en su domicilio cada mañana y noche durante 2 semanas. Una variabilidad del PEF mayor a 20% se considera positiva. Sin embargo, no es muy específica para asma (sensibilidad baja [~25%], especificidad media), por lo que probablemente tendrá mayor utilidad para el monitoreo del paciente con asma establecida, que para el diagnóstico inicial. Recientemente han salido al mercado espirómetros de bolsillo, con las cuales se puede obtener un monitoreo seriado en domicilio de FEV1.

Pruebas de reto para demostrar hiperreactividad bronquial (sólo Nivel 3)

En caso de sospecha clínica de asma y pruebas de función pulmonar (casi) normales, en niños ≥ 6 años y adultos, se puede considerar el realizar pruebas de reto para documentar hiperreactividad bronquial (caída en ΔFEV1 posreto).

Prueba de reto con ejercicio

Técnica: en banda sin fin o en ciclo-ergómetro. Siempre aplicar un clip nasal. Se estimula a que el paciente realice ejercicio hasta 80% de la Frecuencia cardíaca máxima (= 0.8 × [220-edad (años)].

Monitorización continua de: FC, Saturación (SpO2), TA, grado de disnea y fatiga con Escala de Borg

Espirometría pos-ejercicio: al minuto y a los 5, 10, 15, 20 y 30 minutos

Interpretación:
- Niños 2-5 años: clínicamente (tos, disnea)
- Niños > 6 años: caída FEV1>12% valor predicho* 1 Adultos: caída FEV1>10% basal*
- * GEMA: caída >20% del basal

Marcadores de inflamación eosinofílica: eosinofilia sérica y medición de la fracción exhalada de óxido nítrico (FeNO)

Una cantidad de eosinófilos en sangre periférica de > 0.4 × 109/L o > 3%14,15 es un marcador de inflamación eosinofílica y por ello se relaciona a la gravedad del asma eosinofílica. Sugerimos utilizar la eosinofilia en sangre periférica, no para el diagnóstico de asma, sino como un marcador para el riesgo de exacerbaciones.

La fracción exhalada de óxido nítrico (FeNO) es un marcador indirecto de inflamación eosinofílica.

Radiografía de Tórax

En niños y adultos, estudios observacionales han concluido que la radiografía de tórax sólo será necesaria en ciertos casos, por ejemplo con síntomas atípicos, síntomas graves o datos clínicos que sugieran otros diagnósticos diferentes al del asma. Sugerimos no usarla como parte del protocolo diagnóstico inicial para asma.

Asma alérgica: diagnóstico específico identificación del alérgeno causante

En los pacientes con asma, en cualquier grupo etario recomendamos pruebas de alergia, siempre y cuando exista la sospecha de una patología alérgica IgE mediada: síntomas ante exposición a alérgenos (polvo casero, humedad, polen en el parque, gato, entre otros), síntomas que desaparecen al salir de su entorno o al retirarse del desencadenante alérgico, síntomas en ciertos meses del año o que tengan antecedentes personales o familiares de enfermedades alérgicas, como por ejemplo rinoconjuntivitis alérgica o dermatitis atópica. Recomendamos se sometan a pruebas in vivo (preferentemente, pruebas cutáneas) o in vitro (en aquellos pacientes en los que no se puedan realizar las pruebas cutáneas) para determinar la presencia de IgE alérgeno-específica.

Tratamiento

El objetivo del tratamiento debe ser lograr y mantener el control durante periodos prolongados de tiempo. Por lo tanto, la valoración del control del asma debería incluir no solamente el control de las manifestaciones clínicas (síntomas diurnos y/o nocturnos, despertares nocturnos, mantenimiento de la función pulmonar, uso de medicación de rescate, limitación de la actividad) sino también el control del riesgo previsto en el futuro de los pacientes.

El manejo del paciente con asma, siempre tiene que iniciar con el manejo no farmacológico. Esto consiste en un intento de modificar los factores mejorables del medio ambiente y con ejercicio. Para todos los pacientes con asma es importante evitar la exposición a factores que irritan las vías aéreas. Una vez iniciado el manejo no farmacológico, el médico prescribirá el tratamiento farmacológico necesario para controlar los síntomas agudos de tos y sibilancias durante las exacerbaciones (rescate) y el tratamiento día a día para mantener el control (mantenimiento).

Los objetivos del tratamiento son dos:
- Control de los síntomas, diurnos y nocturnos.
- Reducción del riesgo futuro de:
    - Exacerbaciones
    - Pérdida de la función pulmonar
    - Efectos adversos de la medicación

Tabla 4. Tratamiento no farmacológico del Asma

Acciones <u>CON</u> evidencia de que mejoran el estado de salud de los pacientes con asma:
- Evitar tabaquismo activo y pasivo (R)
- Limitar contaminación intradomiciliaria (leña, olores fuertes, bálsamo de tigre) (BP)
- Con mal clima o precontingencia: no ejercicio extenuante al aire libre (BP)
- En caso de alergia a caspa de animal: evitar exposición a animales (S)
- Intervenciones multifacéticas (mejorar ventilación, evitar humedad, evitar almacenes de ácaros, p. ej. alfombras) (S)
- En asma ocupacional: estrictamente evitar alérgenos sensibilizantes (R)
- Vacunación pediátrica normal (R)
- Ejercicios respiratorios (R)
- Ejercicio físico regular (natación) y ejercicios respiratorios (S)
- Terapia cognitiva conductual familiar para niños con asma

Acciones <u>SIN</u> evidencia de que mejoran el asma:
- Medidas físicas y químicas que sólo reducen niveles de ácaros (S)
- Acupuntura, ionizadores de aire, homeopatía o herbolaria con productos mexicanos (R)

Manejo Farmacológico

Existen varios pasos para el tratamiento de mantenimiento. Al iniciar el manejo el médico debe seleccionar el paso más adecuado para cada paciente según la gravedad de su asma, para obtener a la brevedad un buen control de síntomas y mejoría en la función pulmonar. Una vez que se haya logrado el control del asma, se reducirá el nivel de manejo cada 3 meses, pero en asma claramente relacionada a alguna estación del año se puede reducir más rápido, una vez pasada la estación implicada con las exacerbaciones. En adolescentes y adultos con asma recomendamos que se utilice como primera elección para broncodilatación un β2 agonista de acción rápida (por sus siglas en inglés, SABA) inhalado y por razón necesaria. Es más eficaz y da menos efectos adversos en comparación con otros broncodilatadores. Sugerimos bromuro de ipratropio como alternativo, cuando los SABA están contraindicados o en aquellos pacientes que no toleran el SABA.

Manejo de Control Simple

Se recomienda iniciar con tratamiento de mantenimiento –Paso 2– cuando se cumple al menos uno de los incisos de la regla de 2.

a. Presenta $\geq$ 2 veces por semana episodios de síntomas
b. Se administra un broncodilatador $\geq$ 2 veces por semana.
c. Se despierta por el asma $\geq$ 2 veces por mes
d. Ha recibido de un especialista CE oral para crisis asmática dentro de los Últimos 12 meses y tiene factores de riesgo para exacerbaciones

Para pacientes adolescentes o adultos con asma, recomendamos como primera elección para tratamiento antiinflamatorio de control un corticoesteroide inhalado (CEI) a dosis baja (100-400 µg/día budesonida o equivalente). Aunque la combinación de un CEI + LABA puede ser útil en este paso, su eficacia en asma leve persistente no es mayor a la de un CEI, pero sí su costo.

Paso 3: terapia combinada, corticoesteroide dosis baja

Para adolescentes-adultos con asma no controlada con dosis bajas de corticoesteroide inhalado (CEI, 100-400 µg BUDeq/día), sugerimos agregar un agonista β2 de acción prolongada (LABA). En este paso hay dos opciones igualmente recomendables:
- CEI (dosis baja) + LABA de mantenimiento y SABA de rescate.
- CEI (dosis baja) + formoterol de mantenimiento y rescate (abordaje SMART).

Ensayos clínicos de seis a 12 meses de duración, realizados en pacientes con asma (4-80 años), con manejo de mantenimiento en paso 3-4, demostraron una disminución de las exacerbaciones y necesidad de glucocorticoides sistémicos en pacientes con budesonida/formoterol administrados en un solo inhalador, para tratamiento de mantenimiento y rescate, («estrategia SMART»

Paso 4: terapia combinada, corticoesteroide dosis mayores

Si no se controla el asma en pacientes adolescentes-adultos ($\geq$ 12 años) con CEI (dosis baja) + LABA, se incrementa el esteroide a dosis dosis media (máximo 800 μg BUDeq/día) + LABA. Si aun así no se obtiene buen control, se puede agregar un tercer medicamento controlador. Para ello, en pacientes adultos (≥ 18 años) la primera opción será tiotropio en inhalador con nube de suave dispersión (Respimat®), o como alternativo se agregará un antileucotrieno vía oral.

En aquellos pacientes que no parecen beneficiarse del LABA, una alternativa es combinar el CEI a dosis media con tiotropio o antileucotrieno como segundo medicamento controlador

Descenso de Escalón Terapéutico

Habitualmente la bajada de escalón se realiza en el sentido inverso al de subida. Con el fin de utilizar la dosis más baja posible de CI, se recomienda una reducción gradual del 25-50% de la dosis, aproximadamente cada tres meses, si durante ese tiempo se ha mantenido un buen control del asma.

En escolares con asma moderada-severa bien controlada con CI y BAL se sugiere reducir la dosis de CI como primer paso en la disminución de escalón terapéutico y no la retirada del BAL. Se puede retirar el tratamiento de fondo cuando el asma está controlada con la mínima dosis posible de medicación durante al menos 6-12 meses y no hay factores riesgo de crisis

Control

Una vez que el paciente esté controlado, es importante intentar reducir el tratamiento. En pacientes con CEI + LABA sugerimos primero bajar la dosis de CEI, porque al retirar primero el LABA se pierde más fácil el control. Una vez que llegue a dosis bajas de CIE + LABA cada 12 horas, se puede bajar a dosis únicas nocturnas de la combinación. Recomendamos que se reduzca el CEI más o menos con 25-50% cada 3 meses. En niños con un perfil de activación estacional del asma se puede reducir más rápido (BTS).

BIBLIOGRAFÍA

1.García S. Asma: concepto, fisiopatología, diagnóstico y clasificación Murcia – España Pediatr Integral 2016; XX (2): 80–93

2.Asensi M. Manejo integral del asma en Atención Primaria Madrid –España 3.0; 2018. p. 489-506.

3.Vasquez G. Neumología y Cirugía de Tórax. Madrid –España ISSN 0028-3746

4.Luzan S. Guia Española para el manejo del Asma   Madrid –España   209- 212 ISBN: 978-84-7989-886-1

5.Guía de Práctica Clínica, Diagnóstico y Tratamiento del Asma en Mayores de 18 Años, México; Instituto Mexicano del Seguro Social, 2009.

6.GINA 2019 Guía de Bolsillo para el manejo y prevención del asma para adultos y niños mayores de 5 años. Madrid – España. 1-39

7.Vistín J. Asma y factores de riesgo como causa de hospitalización en Hospital Baca Ortiz, octubre 2015 a octubre 2016 Quito- Ecuador 2019

8.López J. HISTORIA NATURAL DEL ASMA: DE LOS BROTES AL ESTADO DE INTERVALO NEUMOSUR: REVISTA DE LA ASOCIACIÓN DE NEUMÓLOGOS DEL SUR VOL.3

9.Organización Mundial de la Salud Enfermedades Crónicas ASMA   Ginebra-Suiza 2020

10.Ocampo J, Gaviria R, Sánchez J Prevalencia del asma en América Latina. Mirada crítica a partir del ISAAC y otros estudios. Rev Alerg Mex. 2017;64(2): 188-197

CAPÍTULO 6

Karina Elizabeth Pacheco Romero
Laringotraquitis (CRUP)

Laringotraqueitis (CRUP)

Introducción

Crup es una enfermedad común responsable de hasta el 15 por ciento de las visitas al departamento de emergencias debido a enfermedades respiratorias en niños. Los síntomas generalmente comienzan como una infección del tracto respiratorio superior, con fiebre leve y coriza seguido de una tos aguda y varios grados de dificultad respiratoria.

En la mayoría de los niños, los síntomas disminuyen rápidamente. El Crup a menudo es causado por el virus de la parainfluenza (tipos 1 a 3). Sin embargo se debe realizar el diagnóstico diferencial entre otras patologías respiratorias entre ellas traqueítis bacteriana, epiglotitis, aspiración de cuerpo extraño, absceso periamigdalino, absceso retrofaríngeo y angioedema.

Crup es catalogado como un síndrome en el cual se incluye varios tipos: Crup espasmódico (crup recurrente), Laringotraqueitis (crup viral), laringotraqueobronquitis y laringotraqueobronconeumonitis. Entre los más comunes se encuentra, el crup recurrente y viral.

Etiología

Generalmente es causado por virus, el virus parainfluenza (tipos 1 a 3) es la etiología más común (50 a 75 por ciento de los pacientes con crup). De los cuales el tipo parainfluenza tipo 1 es la más común. Otros virus que causan crup incluyen enterovirus, bocavirus humano, virus de influenza A y B, virus sincitial respiratorio, rinovirus y adenovirus. El virus del sarampión se ha informado raramente en pacientes con crup donde la población no está vacunada adecuadamente. Las causas bacterianas también son raras e incluyen difteria y Mycoplasma pneumoniae.

Los factores alérgicos pueden desempeñar un papel en el crup recurrente, provocando sensibilización a los antígenos virales.

Tabla 1. Presentaciones virales de Crup

ETIOLOGIA	FRECUENCIA	GRAVEDAD	INCIDENCIA MÁXIMA
Virus de parainfluenza tipos 1 a 3 (el tipo 1 es el más común)	Frecuente	Variable (generalmente grave con virus tipo 3)	Invierno y primavera
Enterovirus	Ocasional a frecuente	Generalmente leve	Otoño
Bocavirus humano	Ocasional a frecuente	Generalmente leve	Primavera y otoño
Virus de influenza A y B	Ocasional a frecuente	Variable (grave con el virus de la influenza A)	Invierno
Virus sincitial respiratorio	Ocasional a frecuente	Leve a moderada	Invierno
Rinovirus	Ocasional a frecuente	Generalmente leve	Otoño
Adenovirus	Ocasional	Leve a moderada	Invierno
Sarampión	Raro	Moderado a severo	Durante las epidemias de sarampión

Nota: Etiologías enumeradas en orden aproximado de frecuencia.
Fuente: Croup una visión general. Zoorob R, Sidani M, Murray J. Croup: an overview. Am Fam Physician. 2011; 83(9):1067–1073.

Historia

La laringitis aguda subglótica o crup es la causa de obstrucción aguda de la vía aérea superior más frecuente en la infancia. Asocia la típica tríada: disfonía, tos perruna y estridor inspiratorio, con o sin disnea, generalmente tras un cuadro prodrómico catarral. Es de causa mayoritariamente viral y, aunque con frecuencia es una urgencia respiratoria, suele ser benigna.

Debe diferenciarse, no obstante, de patologías más graves que pueden cursar de forma similar, como la epiglotitis y la traqueítis bacteriana. Los corticoides son el tratamiento más útil en la laringitis aguda, y se aconseja tratar a todos los casos que acuden a urgencias con una dosis única de dexametasona oral, que disminuye las complicaciones y mejora su curso evolutivo.

Epidemiología

El crup es una afección benigna con una baja tasa de mortalidad
El crup es más común en niños que en niñas, generalmente ocurre entre los seis y los 36 meses de edad, y alcanza su punto máximo durante el segundo año de vida. Se ha informado ocasionalmente en adolescentes y raramente en adultos.

La incidencia del crup alcanza su punto máximo durante la temporada de otoño, aunque pueden ocurrir casos esporádicos durante todo el año.

La mayoría de los episodios de crup son leves, del 1 al 8% de los pacientes requieren ingreso hospitalario y menos del 3% requieren intubación.

Fisiopatología

La infección se transmite por contacto de persona a persona o por secreciones infectadas, la infección viral comienza en la nasofaringe y se disemina hacia el epitelio respiratorio de la laringe y la tráquea, donde puede detenerse o continuar su descenso por el árbol respiratorio, ocasiona inflamación difusa, eritema y edema en las paredes de la tráquea, y deteriora la movilidad de las cuerdas vocales.

La obstrucción de la vía aérea superior es más frecuente en niños, especialmente en lactantes debido a las características anatómicas de la vía aérea como son:
- Su pequeño tamaño y escaso calibre
- La presencia de tejido conectivo submucoso laxo
- Rigidez relativa de la zona subglótica por la presencia del cartílago cricoides
- La ubicación anterior de la laringe

•La mayor verticalidad de la epiglotis y su cercanía a la parte posterior del paladar
•Menor soporte cartilaginoso de la laringe.

El área subglótica es la parte más estrecha de la vía aérea en los niños, y es la parte más susceptible de sufrir obstrucción porque el cartílago cricoides impide su expansión, además la mucosa que lo cubre tiene un gran contenido de glándulas que pueden producir una obstrucción muy severa en caso de edema o inflamación.

Esto significa que una disminución leve del diámetro de la vía aérea produzca un aumento importante de la resistencia al flujo aéreo produciendo los síntomas del Croup.

El Crup viral típicamente es precedido por rinorrea, coriza y febrícula, y tiene un inicio gradual durante 12 a 72 horas, en la medida que progresa la enfermedad aparece la disfonía, la tos "perruna" y el estridor puede acompañarse de disnea y sibilancias. Los síntomas empeoran en la noche el pico es entre 24 y 48 horas y generalmente resuelve en 7 días, usualmente es de características leves a moderadas, autolimitado aunque ocasionalmente puede ocasionar obstrucción respiratoria severa.

La agitación y el llanto tienden a agravar los síntomas. El niño prefiere estar sentado o ser cargado en posición vertical. Se pueden presentar complicaciones en el 15% de los pacientes, como otitis media, deshidratación y ocasionalmente neumonía.

La infección viral causa inflamación de la faringe, laringe, tráquea y bronquio, sin embargo el edema es específicamente de localización subglótica.

Diagnóstico Clínico
El diagnóstico es fundamentalmente clínico, con la presencia de tos perruna asociado a no a estridor inspiratorio o dificultad respiratoria. En la auscultación generalmente presentará murmullo vesicular fisiológico o disminución del mismo junto con estridor debido al edema laríngeo. En caso

de complicaciones con bronquitis o neumonía, la auscultación podrá presentar otras alteraciones características de estas entidades. El pilar fundamental de la valoración es establecer el grado de dificultad respiratoria, considerando parámetros: estridor, retracción, entrada de aire, color y nivel de consciencia. Todo esto se llevará a cabo mediante la escala de Westley.

Tabla 2: Escala de Westley

	0	1	2	3	4	5
Estridor inspiratorio	No	Con la agitación	En reposo			
Retracciones/tiraje	No	Leve	Moderado	Severo		
Ventilación	Normal	Hipoventilación leve	Hipoventilación moderada-severa			
Cianosis	No				Con la agitación	En reposo
Nivel consciencia	Normal					Disminuida

3≤ Leve; 4-5 Moderada; 6 ≥ Grave.

Fuente: Sociedad Española de Urgencias de Pediatría (SEUP), 3ª Edición, 2019

Otro elemento es la pulsioximetría, que permite la valoración de la oxigenación de forma sencilla y fiable. También puede utilizarse como parámetro evolutivo y pronóstico, teniendo en cuenta que su descenso se produce tardíamente. A la hora de recoger la anamnesis se tiene que reflejar la edad, estado vacunal, alergias, descripción del inicio, duración y progresión de los síntomas.

En la exploración general se ha de reflejar el Triángulo de Evaluación Pediátrico, constantes vitales (temperatura, frecuencia cardíaca, frecuencia respiratoria y saturación de oxígeno), estado general, estridor (en reposo o con la agitación, audible con o sin fonendoscopio), postura (en trípode o de olfateo), calidad de voz (afonía, ronquera), grado de dificultad respiratoria, auscultación, examen de orofaringe y palpación cervical.

Los síntomas del crup viral generalmente comienzan como una infección del tracto respiratorio superior, con fiebre y coriza de bajo grado seguidos de tos y varios grados de dificultad respiratoria (p. Ej., Aleteo nasal, retracciones respiratorias, estridor).

Los síntomas disminuyen rápidamente con la resolución de la tos. Los síntomas pueden aumentar y disminuir en el mismo niño, empeorando por la noche y cuando el niño está agitado.

Los síntomas también varían de un niño a otro según los factores del huésped, como la inmunidad y la anatomía del espacio subglótico.

Por lo general, no conduce a fiebre alta; sibilancias espiratorias, pérdida de voz o dificultad para deglutir.

El crup rara vez ocurre en niños menores de tres meses. El diagnóstico de crup se basa en la evaluación clínica. La aparición brusca de la tos, la ronquera y el estridor inspiratorio son muy sugestivos de crup. El examen físico generalmente revela fiebre leve y ausencia de sibilancias. El diagnóstico también implica evaluar signos vitales el de mayor relevancia la frecuencia respiratoria, frecuencia cardíaca y la saturación de oxígeno, a su vez se va a realizar la exploración del paciente evidenciándose retracciones, estridor, el uso de los músculos accesorios y el estado mental.

Signos y Síntomas
La tríada característica del crup se compone de: disfonía, tos perruna y estridor inspiratorio, con o sin disnea, en el contexto de un cuadro catarral.

En la laringitis aguda vírica, suelen existir pródromos catarrales 1-3 días antes, con una combinación de rinorrea, tos leve y febrícula, y, progresivamente, se instauran los síntomas típicos: disfonía, tos perruna y, si la obstrucción es suficiente, estridor inspiratorio.

La tos es disfónica, seca, metálica, a modo de ladrido. El estridor, sonido respiratorio rudo, suele ser inspiratorio, aunque a veces es bifásico. Al inicio, sólo aparece con la agitación o el llanto pero, al aumentar la gravedad, es patente también en reposo; sin embargo, su intensidad no es un buen indicador de la severidad del crup.

Puede o no haber fiebre. Los síntomas suelen empeorar por la noche y en decúbito. Puede observarse según la intensidad, una dificultad respiratoria progresiva muy variable, con tiraje de predominio supraesternal pero, incluso, a los tres niveles. Predomina una respiración bradipneica; mientras que, suele haber polipnea cuando hay afectación del tracto respiratorio inferior (laringotraqueobronquitis).

El intercambio gaseoso alveolar es normal, y sólo habrá hipoxia cuando se va a producir la obstrucción casi completa.

Signos sutiles de hipoxia pueden ser la ansiedad o inquietud en el niño. La hipoventilación marcada, palidez excesiva, cianosis y la alteración de la conciencia, precisan una intervención inmediata.

La exploración física debe hacerse en un ambiente tranquilo, en la postura que elija el paciente y en presencia de sus padres. Se puede explorar la faringe en casos leves, pero debe retrasarse en los más graves.

Se observará una faringe congestiva de apariencia vírica. Finalmente, algunos pueden tener sibilancias, además del estridor inspiratorio, cuando existe una laringotraqueobronquitis. Además, niños que padecen asma pueden mostrar signos de broncoespasmo en el contexto de una Laringotraqueitis aguda.

Datos Clínicos para Clasificar el Episodio
- Leve: tos ronca, no estridor en reposo ni tiraje, con buena ventilación pulmonar. Saturación de Oxígeno >95%
- Moderada: Estridor en reposo, tiraje y o hipoventilación leves, no agitación. Saturación de Oxígeno >95%
- Grave: Estridor en reposo con retracciones marcadas tiraje y o hipoventilación moderada o grave, agitación y alteración de la conciencia Saturación <94%.

Agrupación Sindrómica

Tabla 3: Diagnóstico Diferencial de Laringitis Aguda

	Laringitis aguda	Epiglotitis	Laringotraqueítis bacteriana
Etiología	*Parainfluenza* tipo 1	*H. Influenza* tipo B	*S. aureus* *M. pneumoniae* *S. pyogenes* *S. pneumoniae*
Edad	3 meses-6 años	1-7 años	3 meses-12 años
Incidencia	Elevada	Rara	Rara
Debut	Progresivo, con pródromos de 1-5 días	Súbito, con aspecto de gravedad	Progresivo, con pródromos de 2-5 días
Temperatura	Fiebre variable	Fiebre alta	Fiebre moderada
Disfagia	No	Sí	Rara
Babeo	No	Sí	Raro
Tipo de voz	Ronca	Sorda, apagada	Normal
Tos	Tos perruna, ronca	Rara	Variable
Posición	Variable	Sentado, cuello en extensión y boca abierta	Variable
Hallazgos radiográficos	Sobredistensión hipofaríngea con estrechez paradójica de la porción subglótica	Dilatación aérea preestenótica y típica imagen en "dedo de guante"	Paredes traqueales edematosas y estrechadas

Fuente: Sociedad Española de Urgencias de Pediatría (SEUP), 3ª Edición, 2019

Diagnóstico Diferencial

El crup recurrente es similar al crup viral en la presentación, excepto que recurre y carece de síntomas de infección del tracto respiratorio. La traqueitis bacteriana puede ser el resultado de una infección secundaria y generalmente conduce a una apariencia más tóxica, con fiebre más alta y síntomas respiratorios peores que el crup. La traqueitis bacteriana no responde al tratamiento habitual del crup. Se necesitan antibióticos intravenosos, y la intubación puede ser necesaria. La epiglotitis aguda generalmente conduce a una apariencia más tóxica que el crup. La presentación clásica de la epiglotitis es un niño ansioso con dolor de garganta que está babeando y sentado o inclinado hacia adelante; la tos característica de la grupa suele estar ausente. Otros diagnósticos a considerar incluyen aspiración de cuerpo extraño, absceso periamigdalino, absceso retrofaríngeo y angioedema.

Tabla 4. Diagnóstico Diferencial Síntomas Respiratorios Severos

Condition	History	Physical examination	Workup	Common etiologies
Angioedema	Detailed questioning to identify the offending antigen	Swelling of face and neck	Epicutaneous skin testing or radioallergosorbent testing may be performed later	Allergic reaction
Bacterial tracheitis	Mild to moderate presentation, then rapid decomposition in three to seven days	High-grade fever, toxic appearance, copious secretions, productive cough, retractions; no drooling or odynophagia	Lateral neck radiography may be helpful, bacterial culture of tracheal secretions after intubation, WBC count (elevated)	*Staphylococcus aureus, Haemophilus influenzae,* group A streptococci
Epiglottitis	Rapid onset of symptoms, sore throat, muffled voice, drooling	High-grade fever, toxic appearance, child sitting or leaning forward	Lateral neck radiography if clinical diagnosis unclear, WBC count (elevated)	*H. influenzae,* group A β-hemolytic streptococcus
Foreign body aspiration	Sudden onset, history of choking	Stridor	CT, bronchoscopy	Foreign body
Laryngotracheitis (viral croup)	Barking cough, coryza	Low-grade fever, nasal flaring, respiratory retractions, stridor	Generally not indicated	Parainfluenza virus types 1 to 3, influenza, respiratory syncytial virus
Peritonsillar abscess	Dysphagia, throat pain that is more severe on affected side	Inferior and medial displacement of the tonsil, contralateral deviation of the uvula, erythema and exudates on the tonsil	CT with intravenous contrast media	Gram-positive organisms (including β-lactamase producing), gram-negative organisms, anaerobes
Retropharyngeal abscess	Fever, odynophagia, dysphagia, neck pain	Drooling, stridor, neck mass, nuchal rigidity	Lateral neck radiography (widening of the retropharyngeal soft tissues); CT with intravenous contrast media is helpful	Gram-positive organisms (including β-lactamase producing), gram-negative organisms, anaerobes
Spasmodic croup (recurrent croup)	Usually recurrent, short duration, barking cough	Afebrile, less retractions and nasal flaring	Generally not indicated, but bronchoscopy (especially in children younger than three years) and endoscopy may be considered	Same as viral croup, with possible allergic component or gastroesophageal reflux

CT = computed tomography; WBC = white blood cell.

Information from references 3, 8, and 19 through 21.

Fuente: Croup una visión general. Zoorob R, Sidani M, Murray J. Croup: an overview. Am Fam Physician. 2011; 83(9):1067–1073.

Tabla 5. Diagnóstico Diferencial de la obstrucción de las vías aéreas superiores

Infecciosas	No infecciosas
Causas supraglóticas	
Epiglotitis, faringitis aguda, mononucleosis, absceso retrofaríngeo o retroamigdalino	Ingestión de cáusticos, cuerpos extraños, edema angioneurótico, traumatismo cervical, neoplasias
Causas infraglóticas	
Laringotraqueítis aguda	Crup espasmódico
Traqueítis bacteriana	Traqueo/laringomalacia
	Cuerpo extraño
	Anillos vasculares
	Tumor mediastínico
	Inhalación de tóxicos
	Estenosis traqueal congénita o adquirida

Fuente: Sociedad Española de Urgencias de Pediatría (SEUP), 3ª Edición, 2019

Exámenes Complementarios de laboratorio e imagen
La evaluación de laboratorio y de imagen no es esencial, pero puede usarse para descartar otras enfermedades en pacientes seleccionados con una presentación atípica o grave.

La radiografía de tórax no puede diagnosticar crup, puede es muy útil en afecciones pulmonares cuando el diagnóstico no está claro en un niño con estridor. Se puede considerar la radiografía lateral del cuello si el diagnóstico es dudoso porque podría ayudar a detectar la epiglotitis (epiglotis engrosada), el absceso retrofaríngeo (ensanchamiento de los tejidos blandos retrofaríngeos) y la traqueitis bacteriana (tráquea engrosada).

La broncoscopia puede ser necesaria en pacientes con crup recurrente, especialmente aquellos menores de tres años al igual la endoscopia es utilizada en pacientes con crup recurrente.

Gráfico 1. Tratamiento Preventivo, curativo

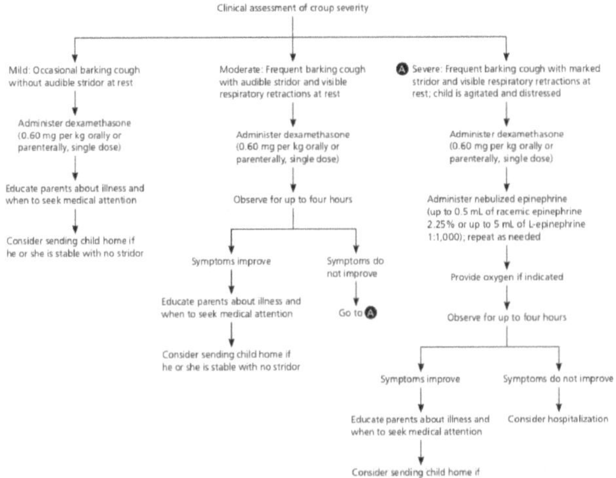

Fuente: Croup una visión general. Zoorob R, Sidani M, Murray J. Croup: an overview. Am Fam Physician. 2011; 83(9):1067–1073.

Criterios de ingreso hospitalario

La decisión de hospitalizar o altar a un niño con un cuadro de laringitis debe individualizarse teniendo en cuenta no solo la situación clínica del paciente, sino también la respuesta al tratamiento o incluso la accesibilidad de la familia a un centro sanitario de esta manera, los criterios de ingreso son:

• Afectación del estado general o deterioro progresivo.
• Afectación moderada-grave.
• Hipoxia.
• Tiraje respiratorio intenso o taquipnea.
• Cianosis o palidez extrema.
• Disminución del nivel de consciencia.
• Ansiedad familiar.
• Entorno sociofamiliar desfavorable.

• Diagnóstico incierto.
•Historia previa de obstrucción grave o anomalía estructural de la vía aérea.
• Edad inferior a 6 meses.
• Dificultad de acceso a la atención sanitaria.
• Asistencia repetida a urgencias.
• Mala respuesta al tratamiento habitual.

Criterios de Alta
Una vez tratado al paciente, se podrá valorar el alta a domicilio si cumple los siguientes criterios:
• No estridor en reposo.
• Saturación > 95%.
• Ausencia de dificultad respiratoria.
• Buena coloración y buen estado general del paciente.
• Buena tolerancia oral a líquidos.
• Capacidad de acudir nuevamente al hospital si presenta empeoramiento.

Tratamiento
Terapia de Humidificación
La terapia de humidificación se ha utilizado durante mucho tiempo. Sin embargo, no se ha demostrado que reduzca la gravedad del crup, la hospitalización, la atención médica adicional o el uso de epinefrina y corticosteroides en pacientes con enfermedad leve a moderada en el departamento de emergencias.

Corticoesteroides
La terapia con corticosteroides beneficia a los pacientes con crup ya que disminuye el edema en la mucosa laríngea, y generalmente es efectiva dentro de las seis horas posteriores al tratamiento.

La terapia con corticosteroides disminuye la necesidad de atención médica adicional, estadías hospitalalarias y disminuye la duración de la intubación. A su vez una dosis única de un corticoesteroide oral beneficiaba a los niños con crup leve. Por lo que se debe considerar su uso en cuadros leves.

El tipo óptimo de corticosteroide, la vía de administración y la dosis no están claros. La administración oral e intramuscular proporciona grados similares de beneficio, y ambos son equivalentes o superiores a los corticosteroides inhalados. Sin embargo, la adición de corticosteroides inhalados a cualquiera de las terapias sistémicas no proporciona más beneficios.

Los corticosteroides orales son uso preferencial excepto en casos cuando la vía aérea no sea posible. En niños con cuadros severos que necesitan una vía parenteral, la administración intravenosa puede ser mejor que la administración intramuscular ya que la vía intravenosa se podría usar para la reanimación y otras terapias según sea necesario. Los corticosteroides intramusculares se usan típicamente cuando la administración intravenosa y oral no es factible.

La dexametasona es el corticosteroide recomendado para el tratamiento del crup debido a su vida media más larga (una dosis única proporciona efectos antiinflamatorios durante la duración habitual de los síntomas de 72 horas). Su beneficio generalmente se ha demostrado en dosis de 0.15 a 0.60 mg por kg. Su uso en dosis más alta de 0.60 mg por kg (dosis máxima: 10 mg) fue más efectiva en pacientes con crup grave.

Hasta que se defina la dosis óptima de dexametasona, se prefiere la dosis más alta debido a su seguridad, beneficio y rentabilidad. No son necesarias dosis múltiples porque una dosis única es efectiva. Si se requiere una terapia continua, se deben considerar otras causas de obstrucción de las vías respiratorias o dificultad respiratoria.

No se han asociado efectos adversos con la terapia con corticosteroides apropiada en pacientes con crup. Los riesgos de los corticosteroides en dosis única son muy bajos, pero deben considerarse en niños con diabetes mellitus, niños expuestos al virus de la varicela y niños con riesgo de sobreinfección bacteriana esto hace referencia a pacientes inmunodeprimidos o casos de pacientes que presentan cuadros de sangrado gastrointestinal.

Epinefrina
La epinefrina nebulizada es un tratamiento eficaz para el crup moderado a severo, con beneficios en la reducción de la gravedad del crup. La dosis

recomendada es 0.05 mL por kg (dosis máxima: 0.5 mL) de epinefrina racémica 2.25% o 0.5 mL por kg (dosis máxima: 5 mL).

L-epinefrina 1: 1,000 a través del nebulizador, que puede estar disponible en entornos clínicos junto con otros suministros de reanimación. Al usar un nebulizador es igual de efectivo que usar ventilación con presión positiva intermitente. Aunque se cree que los efectos adversos (p. Ej., Taquicardia, hipertensión) son menores con la epinefrina racémica, no hay datos que lo respalden. Se requiere siempre el monitoreo para detectar efectos adversos de tipo cardiológico.

El efecto terapéutico entre los dos tipos de medicamentos ocurre dentro de los primeros 30 minutos. Debido a que este beneficio generalmente dura hasta dos horas, puede ser mejor evaluar la disposición varias horas después del último tratamiento con epinefrina. La acción rápida de la epinefrina combinada con el inicio tardío y la acción sostenida del tratamiento con corticosteroides justifica la consideración de la terapia dual.

Tabla 6. Recomendaciones en base a evidencia Tratamiento Médico

Clinical recommendation	Evidence rating	References
Humidification therapy does not improve croup symptoms in patients with mild to moderate disease in the emergency department setting.	A	25-27
Treatment of croup with corticosteroids is beneficial, even with mild illness.	A	28, 29
A single dose of an oral corticosteroid is effective in patients with mild croup.	B	29
Nebulized epinephrine improves outcomes in patients with moderate to severe croup.	A	38-46

A = consistent, good-quality patient-oriented evidence; B = inconsistent or limited-quality patient-oriented evidence; C = consensus, disease-oriented evidence, usual practice, expert opinion, or case series. For information about the SORT evidence rating system, go to http://www.aafp.org/afpsort.xml.

Fuente: Croup una visión general. Zoorob R, Sidani M, Murray J. Croup: an overview. Am Fam Physician. 2011; 83(9):1067–1073

Tabla 7: Tratamiento Comparativo de Fármacos Empleados

	FARMACOCINÉTICA			DOSIS			EFECTO	
	Vida media	Actividad Glucorti-coide	Actividad Mineral-corticoide	Habitual	Máxima diaria	Pauta	Inicio	Duración
Adrenalina nebulizada (1:1000)	2 h	-	-	5ml Otra opción: 0,5 ml/Kg, máximo 5 ml	3 nebulizaciones con intervalo entre dosis de 20 min	Dosis única	10-30 min	2 h
Budesonida nebulizada 0,5mg/ml	2-3 h	-	Nula	2 mg	-	Dosis única	1-2h	24 h
Dexametasona	36-54 h	25	Nula	0.15 a 0,6 mg/Kg	10 mg	Dosis única	2-6h	36-72 h
Prednisolona*	18-36 h	4	Baja	1- 2 mg/Kg/día cada 12-24 h.	60 mg	2-3 días	2-6 h	12-36 h

1 mg/Kg de prednisolona es equivalente a 0,15mg/Kg de dexametasona.
2 mg/kg de prednisolona es equivalente a 0,3 mg/kg de dexametasona
4 mg/kg de prednisolona es equivalente a 0,6 mg/kg de dexametasona
La prednisona tiene una potencia equivalente a la prednisolona

Fuente: Laringitis Crup y Estridor Atención Primaria

Puntos Clave:
- La causa de la laringitis es variada y determina el tratamiento adecuado.
- La laringitis aguda es común y generalmente autolimitada.
- Los médicos deben realizar nuevamente la valoración clínica del cuadro.
- La evaluación inicial debe considerar la permeabilidad de las vías respiratorias y descartar malignidad
- Los pacientes con inmunidad comprometida pueden tener un mayor riesgo de causas infecciosas.

1.Zoorob R, Sidani M, Murray J. Croup: an overview. Am Fam Physician. 2011; 83(9):1067–1073.

2.Rosquelles P, Luaces Cubells C. Servicio de Urgencias. Hospital Sant Joan de Déu. Barcelona. Sociedad Española de Urgencias de Pediatría (SEUP), 3ª Edición, 2019

3.M.C. Torres Hinojal, J.M. Marugán de Miguelsanz. Laringitis Crup y Estridor. Pediatra de Atención Primaria. Centro de Salud de Laguna de Duero. Valladolid. Pediatr Integral 2013; XVII (5): 343-350

4.M.L. Arroba Basanta. Laringitis Aguda (CRUP). Servicio de Pediatría. Centro de Salud el Naranjo. Fuenlabrada. Madrid. España. An Pediatr, Monogr 2003; 1(1):55-61

5.Callén lecua M, Cortés Rico O, Mora Gandarillas I. El Pediatra de Atención Primaria y la laringitis aguda – Crup Normas de calidad para el manejo de la laringitis aguda – Crup. Asociación Española de Pediatría- Atención Primaria. 13 de Mayo de 2018

6.Agudelo B. Laringotraqueobronquitis (CROUP) Guía de Manejo Basado en la Evidencia. Pediatra Neumóloga Docente Universidad Tecnológica de Pereira.

7.Wood JM, Athanasiadis T, Allen J.BMJ. Laringitis 2014 Oct 9; 349:g5827. Doi: 10.1136/bmj.g5827.

8.Calvo C, García ML, Casas I, Pérez P. Infecciones respiratorios virales. En: Protocolos diagnósticos y terapéuticos de la AEP: infectología pediátrica. Madrid: AEP; 2011. p. 189-204.

9.Geelhoed G. Laringotraqueítis aguda. En: Cameron P, et al. Eds. Tratado de Medicina de Urgencias Pediátricas. Madrid: Elsevier España; 2007. p. 158-61.

10.Pagone F. Laringitis aguda. En: Jordi Pou i Fernández (coord.). Urgencias en pediatría. 5ª ed. (esp). Madrid: Ergon, 2014. p. 111-118.

CAPÍTULO 7

Juan Pablo Jaramillo Quito

Enfermedad por Reflujo Gastroesofágico

Reflujo Gastro-Esofágico

Reflujo gastro-esofágico es el movimiento retrógrado del contenido es el paso del contenido gástrico hacia el esófago o la boca con o sin regurgitación o vómitos, la mayoría de episodios se producen en el periodo posprandial con una duración menor a 3 minutos, cursa con pocos o ningún síntoma y puede aparecer varias veces al día. Es un motivo de consulta pediátrica muy frecuente se presenta en el 40 al 70% de los lactantes menores de 3 meses.

La regurgitación se lo conoce en pediatría como un trastorno gastrointestinal funcional transitorio, por el paso de contenido gástrico a la faringe o a la boca sin nausea y sin contracción de la musculatura abdominal, ocurre a diario en el 50% de los lactantes de 1 a 4 meses, por la inmadurez cardiohiatal fisiológica, disminuye de forma progresiva desde los 6 meses y se resuelve de forma espontánea entre los 12 a 18 meses. (1, 2, 3)

Es un proceso benigno que no requiere pruebas diagnósticas adicionales y puede ser tratado con vigilancia clínica del paciente, irá mejorando a medida que avance la alimentación con sólidos y la postura del lactante (sentado). (1, 2)

La persistencia de estos síntomas entre los 18 y 24 meses, o la presencia de síntomas o complicaciones podría sugerir la existencia de una "Enfermedad por Reflujo Gastro-esofágico", con una prevalencia de 1.8 a 8.2% de la población pediátrica. Puede provocar esofagitis en un 0,5% y estenosis esofágica en un 0,1%. Sin embargo, si persiste en la edad preescolar o se manifiesta en niños mayores se ha visto que hay una tendencia a persistir en la edad adulta del 50% de los casos. (1, 2, 5)

El origen del reflujo gastro-esofágico ésta dado por distintas alteraciones como: enlentecimiento del vaciamiento gástrico, alteración del aclaramiento esofágico, disminución de los reflejos neurológicos, enfermedades que aumentan la presión gástrica como patologías pulmonares o relajaciones transitorias e inapropiadas del esfínter esofágico inferior. (2, 4)

El esfínter esofágico inferior es la barrera más importante para evitar el reflujo gastro-esofágico. Está constituido por dos sistemas musculares: una capa de músculo liso y otra de músculo estriado, lo cual genera una zona de alta presión, que a su vez aumenta por su ubicación bajo el diafragma que aumenta gracias a que la presión de la cavidad abdominal es mayor a la del tórax. (2, 4)

El esfínter esofágico inferior tiene periodos transitorios de relajación, dados por distensión del fondo gástrico y mediado por el nervio vago, resultando en reflujo de aire, sólido, gas o mezcla de contenido gástrico. En los lactantes es aún más común debido al tipo de alimentación que se da con mayor frecuencia. (4)

El material refluido al entrar al esófago causa distensión de la pared, lo que ocasiona estimulación de receptores de extensión de la mucosa esofágica y una respuesta refleja local que provoca una onda peristáltica secundaria que mueven el material refluido al estómago. (4)

Este proceso es suplementado por una onda peristáltica primaria, que se da con la deglución de alimentos o de saliva alcalina, como respuesta al contenido ácido del material refluido y neutralizándolo. Todos estos mecanismos contribuyen a evitar el daño de la mucosa esofágica. Cualquier alteración en este proceso o anormalidades en la restitución del epitelio pueden ocasionar que se desarrolle la "Enfermedad por Reflujo Gastro-esofágico". Durante el sueño este reflejo no se da, siendo el reflujo más dañino. (4)

Existen algunos factores que favorecen el desarrollo de esta patología en el paciente pediátrico: (4)
• Pacientes con enfermedades neurológicas
• Obesos
• Atresia esofágica
• Enfermedades pulmonares crónicas
• Pacientes pretérmino

Para el diagnóstico se requiere una historia clínica completa, examen físico y pruebas diagnósticas. En los niños mayores y adolescentes puede ser posible el diagnóstico sin pruebas complementarias si los síntomas son típicos. La mayoría de los síntomas son poco confiables en los niños menores de 8 años y poco específicos en los lactantes y niños menores(1, 2, 3)

Según los síntomas se pueden distinguir dos grupos de pacientes: el "regurgitador feliz" (happy spitter), que presenta reflujo sin repercusión clínica acompañante. Y el paciente con enfermedad por reflujo gastro-esofágico, en el que se presenta deterioro del estado físico o de su calidad de vida. (1, 2)

Los síntomas que pueden presentar los pacientes con reflujo gastro-esofágico se dividen en típicos o digestivos y atípicos o extradigestivos (tabla 1). Siendo los más frecuentes la anorexia, la tos y el rechazo alimentario en niños de 1 a 5 años. (1, 2)

Tabla 1: Síntomas y signos típicos y atípicos del reflujo gastro-esofágico

Síntomas Típicos O Digestivos	Síntomas Atípicos O Extradigestivos
Regurgitación o vómito	Sibilancias o asma mal controlada
Rechazo del alimento o anorexia	Estridor o laringitis de repetición
Pérdida o escasa ganancia ponderal	Tos persistente nocturna
Irritabilidad	Afonía o estridor matutino
Rumiación	Neumonías aspirativas
Acidez o pirosis*	Apneas
Dolor torácico, retroesternal o epigastralgia *	Alteraciones del esmalte dentario
Hematemesis o anemia	Movimientos distónicos paroxísticos – Síndrome de Sandifer
Disfagia u odinofagia*	Estenosis subglótica
Aerofagia o hipo resistente	Laringomalacia

** Debe hacerse diagnóstico diferencial con esofagitis, dispepsia, gastritis o úlcera. 2013 Diagnóstico y Tratamiento Del Reflujo Gastroesofágico. Jimena Pérez Moreno, Carmen Martínez. Madrid – España. Sección de Gastroenterología y Nutrición Pediátrica. An. Pediatría Contin. 2013, Cap: 11, Pág. 1-10*

La anamnesis es importante pero, dada la inespecificidad de los síntomas, se debe realizar diagnóstico diferencial con patologías que cursan con cuadro de vómitos a repetición como: hernia hiatal, estenosis hipertrófica del píloro, malformaciones congénitas o adquiridas (estenosis, atresia, malrotación, anillos, etc.), enfermedades metabólicas, infecciones urinarias, tumores del sistema nervioso central, alergias alimentarias, etc. (5)

En el 2009 se celebraron dos conferencias de consenso para definir el reflujo gastroesofágico patológico con el fin de sintetizar y definir los métodos diagnósticos y terapéuticos. Se determinó que la anamnesis en los niños tiene una fiabilidad aceptable en mayores de 8 años. Se lo considera patológico o enfermedad por reflujo gastro-esofágico cuando causa síntomas invalidantes y/o complicaciones. (2, 4)

Los signos de alarma del paciente que presenta enfermedad por reflujo gastro-esofágico son:
- Inicio de los vómitos posterior a los 6 meses de edad
- Vómitos de contenido bilioso
- Hematemesis o hematoqueccia
- Mal incremento de peso
- Diarrea o constipación
- Fiebre o letargia
- Hepatoesplenomegalia
- Fontanela abombada, macro y microcefalia o convulsiones
- Dolor abdominal o distensión abdominal

Seguido de la anamnesis se puede solicitar varios estudios complementarios para clasificar o confirmar el diagnóstico de reflujo gastro-esofágico o enfermedad por reflujo gastro-esofágico.

Radiografía Esófago, Estómago, Duodeno
La radiografía contrastada con bario, o serie esofago-gastro-duodenal, nos permite detectar alteraciones anatómicas como fístulas, mal rotación, estenosis pilórica, acalasia, consideradas diagnóstico diferencial de reflujo gastro-esofágico.

Este estudio tiene una sensibilidad del 31% - 86% y especificidad del 21%-83%. Tiene falsos positivos y negativos por el tiempo de examen y no está indicado para evaluar la severidad del reflujo. Ha demostrado tener escaso rendimiento diagnóstico en esta patología. Sin embargo, presenta mayor utilidad para identificar cuadros causantes de vómitos estructurales como: membranas, estenosis, malrotaciones gastrointestinales, hernia hiatal, etc. (4, 5)

Ecografía

Es un procedimiento inocuo que no emite radiación, permite visualizar el paso retrógrado del contenido gástrico al esófago con un patrón de ecos brillantes de microburbujas que llenan el esófago inferior, también permite descartar patologías estructurales. Sin embargo no permite cuantificar el grado de reflujo gastro-esofágico y lleva un tiempo prolongado para realizar un buen estudio. La sensibilidad puede llegar al 65%. (5)

Biopsia y Endoscopía

La endoscopía digestiva alta es un estudio que nos permite visualizar la mucosa esofágica y tomar muestra para estudio histológico mediante biopsia, para un diagnóstico diferencial. Así como el diagnóstico de anomalías anatómicas que predisponen para reflujo gastro-esofágico como la hernia hiatal. (4, 5)

Las muestras tomadas para el estudio histopatológico deben ser de buen tamaño, orientación y a diferentes niveles, ya que las lesiones son en parches. Durante el estudio de pacientes con enfermedad por reflujo gastro-esofágico se ha encontrado: erosiones con o sin fibrina, úlceras, estenosis, esófago de Barret y pólipos. (4)

Existe la clasificación de los Ángeles para lesiones esofágicas en niños. Sin embargo si no se evidencia lesión no excluye una enfermedad por reflujo gastro-esofágico no erosiva. (4)

Clasificación De La Esofagitis De Los Ángeles	
GRADO A	Una o más lesiones mucosas menores de 5 mm, que no confluyen en los extremos superiores de dos pliegues mucosos.
GRADO B	Una o más lesiones mucosas, mayores de 5 mm, que no confluyen en los extremos superiores de dos pliegues mucosos.
GRADO C	Una o más lesiones mucosas, confluyentes entre pliegues mucosos, pero que ocupan menos del 75% de la circunferencia esofágica.
GRADO D	Una o más lesiones mucosas, confluyentes entre pliegues mucosos, que ocupan al menos el 75% de la circunferencia esofágica.

Reflujo Gastroesofágico En Pediatría. G. Guevara P., M. Toledo C. Rama de Gastroenterología de la sociedad Chilena de pediatría. 29 de abril del 2011. Revista Chilena de Pediatría. Cap. 82. Pág. 142-149.

Ph-Metría Esofágica

Permite capturar y analizar los episodios de reflujo ácido, la duración, la relación con la alimentación y en qué posición anatómica se presentan con mayor frecuencia. Es un método útil para evaluar la respuesta al tratamiento, sin embargo no permite captar episodios de reflujo no ácido posprandial, esofagitis o el grado de enfermedad por reflujo gastro-esofágico. (4, 5)

Consiste en la introducción de un catéter nasal con 1 o más electrodos colocados a lo largo del esófago previamente calibrados, y que irán conectados externamente a una unidad de almacenamiento de datos tipo Holter. Se considera reflujo ácido cuando el pH es menor a 4.0. (5)

Las indicaciones para la pH-metría fueron establecidas por la NASPGAN y la ESPGHAN en el 2002- 2003. Se considera que deben ser individualizadas según el paciente: (5)
- Síntomas sugestivos de reflujo gastro-esofágico, con evolución no favorable a pesar de estar con tratamiento adecuado.
- Establecer la relación entre reflujo gastroesofágico y síntomas extradigestivos.

• Control de la eficacia del tratamiento tanto clínico como quirúrgico.

Los parámetros que permiten medir el reflujo según la pH-metría son:
• Número total de episodios
• Número de reflujos mayor a 5 minutos de duración
• Duración del episodio de reflujo más largo.

Se debe calcular el índice de reflujo (IR) más largo, siendo el parámetro más importante, considerado el único con validez en la práctica diaria, ya que refleja el porcentaje de tiempo que el ácido permanece en el esófago acumuladamente. Sin embargo no existe correlación entre la severidad del reflujo y los hallazgos de la pHmetría. Se calcula mediante un porcentaje del total del registro en que el pH es menor a 4. El cual se considera anormal > 7, normal < 3 e indeterminado entre 3 - 7. (4, 5)

Impedanciometría Intraluminal Múltiple
Es un procedimiento que mide los movimientos de fluidos, sólidos y aire en el esófago. Permite calcular la dirección, altura y la velocidad del bolo, así como distingue pequeños volúmenes refluidos y el tipo de contenido. Dentro del área de pediatría ofrece mayores beneficios y ventajas en cuanto al entendimiento y valoración en pacientes con reflujo gastro-esofágico. La impedanciometría puede utilizarse junto con otros estudios de manera simultánea, junto con la vigilancia del pH intraesofágico, con manometría o con polisomnografía. (4, 5)

Si se combina la Impedanciometría y la pH-metría en un mismo catéter, se puede obtener información adicional sobre el material refluido, es un buen examen para evaluar severidad, pronóstico y respuesta al tratamiento. (4, 5)

Tabla 2: Comparación entre la pH-metría convencional y la pH-impedancia

Parámetro	pH-metría convencional	Impedanciometría
RGE ácido	Sí	Sí
RGE no ácido	No	Sí
Reflujo de gas	No	Sí
Altura del reflujo	1 a 2 niveles	6 a 7 niveles
Aclaramiento del bolo	No	Sí
RGE posprandial	No	Sí

**RGE: reflujo gastroesofágico*
Impedanciometría Esofágica Para El Diagnóstico De Reflujo Gastroesofágico En Niños.
Toro-Monjaraz Em, Gómez-Morales E., Et Al. Acta Pediátr Mex 2015. Cap. 36, Pág: 43-49.

Se habla de reflujo cuando la impedancia intraluminal cae 50% con respecto a la línea basal y progresa de forma retrógrada a través de 2 o más canales distales. Para los valores normales se utilizan los obtenidos por Shay y Zerbib, por falta de parámetros normales en pacientes pediátricos. (6)

Tabla 3: Valores obtenidos por Shay

	Eventos de reflujo distal				Eventos de reflujo proximal			
	Total	Ácido	Debilmente Ácido	No Ácido	Total	Ácido	Debilmente Ácido	No Ácido
Total	73	55	26	1	31	28	12	1
De pie	67	55	24	1	29	25	11	1
Acostado	7	5	4	0	3	2	1	0

Impedanciometría Esofágica Para El Diagnóstico De Reflujo Gastroesofágico En Niños. Toro-Monjaraz Em, Gómez-Morales E., Et Al. Acta Pediátr Mex 2015. Cap. 36, Pág: 43-49.

Manometría Esofágica
Permite medir la presión del esfínter esofágico superior e inferior, junto con la coordinación de estructuras durante la deglución. Este estudio está indicado en casos de falla de la terapia supresora de ácido, sospecha de acalasia, para determinar la posición del esfínter esofágico inferior y otros desórdenes motores. (4)

Cintigrafía
Consiste en marcar con tecnecio 99 alimentos o fórmula láctea. Permite detectar la presencia de reflujo post prandial independiente del pH en un periodo corto después de la alimentación, casos de aspiración que se detectan en 1 hora de iniciado el estudio o hasta las 24 horas y el tiempo del vaciamiento gástrico que puede estar retardado. (4)

Tiene una sensibilidad baja del 15% - 59% y una especificidad alta del 33% - 100%. Debido a que no permite detectar las micro aspiraciones. No está indicado de rutina para el diagnóstico y manejo del reflujo a menos que se sospeche de retención gástrica. (4)

Tratamiento

El tratamiento depende del grado de reflujo gastro-esofágico, la edad del paciente y la presencia o no de complicaciones. Basándose en tres parámetros importantes: (4, 5)

- Cambios en el estilo de vida
- Terapia farmacológica
- Cirugía

En el caso de los lactantes, se recomienda la alimentación con leche materna ya que los eventos son más cortos que en el caso de la fórmula, aunque en los dos casos se puede presentar similar número de episodios. El uso de espesantes disminuye el número de regurgitaciones y el tiempo de llanto disminuido pero no se ha demostrado mejoría clínica en el caso de enfermedad por reflujo gastro-esofágico. (4)

En los estudio de pH-metría disminuye la cantidad de ácido del esófago en comparación con la posición supina, sin embargo, está asociado a mayor riesgo de muerte súbita del lactante. Por lo cual se sugiere la posición supina al dormir hasta los 12 meses. Se recomienda el decúbito lateral a la hora del sueño, del lado derecho en las primeras horas ayuda al vaciamiento gástrico y posteriormente del lado izquierdo para disminuir el reflujo. (4, 5)

En el caso de los adolescentes, se han extrapolado las recomendaciones de los adultos como: pérdida de peso en los pacientes con sobrepeso u obesidad, suspender el consumo de alcohol o tabaco, disminuir el consumo de cafeína, chocolate y condimentos, dormir en decúbito izquierdo con la cabecera ligeramente elevada.

Dentro del tratamiento farmacológico se encuentran los antiácidos, los cuales se sugieren ser utilizados por un corto periodo de tiempo debido al riesgo de efectos secundarios de diarrea   (magnesio) y estreñimiento (aluminio), y efectos secundarios más graves como: osteopenia, anemia microcítica o causar neurotoxicidad. (4, 5)

También se encuentran los antagonistas de los receptores de histamina: H2RA   actúan inhibiendo selectivamente los receptores de la histamina localizadas en las células parietales del estómago, en el cual se encuentra la ranitidina a dosis de 5 a 10 mg/Kg/día, se ha observado un claro beneficio al administrar H2RA en los casos de esofagitis por reflujo de leve a moderado, se ha observado casos de taquifilaxia posterior a las 6 semanas de ingesta, cefalea, irritabilidad y somnolencia, por lo cual tampoco se recomienda el uso crónico. (4, 5)

Fármacos inhibidores de la bomba de protones, disminuye la secreción ácida del estómago, disminuye el volumen gástrico, mejora el vaciamiento y disminuye el volumen refluido. Por lo cual presentan buena respuesta en el tratamiento de la enfermedad por reflujo y en la esofagitis erosiva. No se deben usar en menores de 1 año. Pueden presentar efectos adversos como: (4)

Idiosincráticos	-Cefalea -Náusea -Constipación -Diarrea
Producción de hipergastrinemia	-Hiperplasia de células parietales -Pólipos gástricos
Hipoclorhidria	-Mayor frecuencia de neumonía adquirida en la comunidad -Candidemia -Gastroenteritis -Enterocolitis en pacientes pretérmino

Reflujo Gastroesofágico En Pediatría. G. Guevara P., M. Toledo C. Rama de Gastroenterología de la sociedad Chilena de pediatría. 29 de abril del 2011. Revista Chilena de Pediatría. Cap. 82. Pág. 142-149.

Los fármacos procinéticos no se los recomienda debido a los efectos colaterales

Inhibidores de la bomba de protones (IBP) omeprazol, lanzoprazol, esomeprazol poseen el efecto antireflujo mas potente, pues bloquean los canales ATPasa hidrògeno potasio del conducto común en la secreción àcida gástrica. El efecto de IBP es superior al de H2RA en el tratamiento de esofagitis grave y erosiva. La dosis recomendada es (0,7 a 3,3 mg/kg/d).

La cirugía antirreflujo puede ser beneficiosa en aquellos niños con enfermedad por reflujo gastroesofágico confirmada en la que no hay mejoría con medidas generales y farmacológicas adecuadas, que dependen de fármacos por largo periodo de tiempo, si no hay adherencia al tratamiento, pacientes con alteraciones neurológicas o en casos que comprometan la vida del paciente. En este caso la Funduplicatura la cual incrementa la presión del esfínter esofágico inferior, promoviendo: menores relajaciones transitorias, incrementa el largo del esófago intraabdominal y acentúa el ángulo de His. Es importante conocer e informar a la familia de las complicaciones del procedimiento y posible recurrencia de los síntomas. (4, 5)

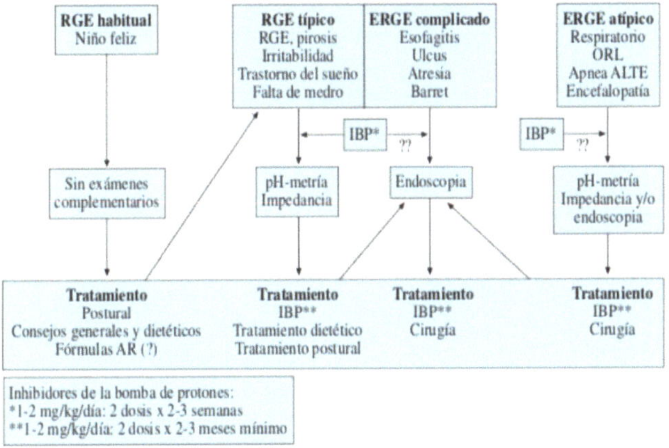

Reflujo Gastroesofágico En Pediatría. G. Guevara P., M. Toledo C. Rama de Gastroenterología de la sociedad Chilena de pediatría. 29 de abril del 2011. Revista Chilena de Pediatría. Cap. 82. Pág. 142-149.

*1.VÓMITOS Y REGURGITACIONES, REFLUJO GASTROESOFÁGICO Y ESTENOSIS PILÓRICA. M.E. Vásquez Fernández, M. Cano Pazos. Valladolid. Pediatría de atención Primaria *MIR. 2015. Pediatría Integral. Pág. 21 – 32.*

2.DIAGNÓSTICO Y TRATAMIENTO DEL REFUJO GASTROESOFÁGICO. Jimena Pérez Moreno, Carmen Martínez. Madrid – España. Sección de Gastroenterología y Nutrici´on Pediátrica. An. Pediatría Contin. 2013, Cap: 11, pág. 1-10

3.MANIFESTACIONES OTORRINOLARINGOLOÓGICAS DEL REFLUJO GASTROESOFÁGICO. C. Blanchet, M. Mondain. EMC – Otorrinolaringología. Febrero 2017. Volumen 46. N 1. Pág. 1 – 12.

4.REFLUJO GASTROESOFÁGICO EN PEDIATRÍA. G. Guevara P., M. Toledo C. Rama de Gastroenterología de la sociedad Chilena de pediatría. 29 de abril del 2011. Revista Chilena de Pediatría. Cap. 82. Pág. 142-149.

5.REFLUJO GASTROESOFÁGICO EN NIÑOS. H. Armas R., J.P. Ferrer G., L. Ortigosa C. Protocolos diagnóstico-terapéuticos de Gastroenterología, Hepatología y Nutrición Pediátrica SEGHNP-AEP. Asociación Española de Pediatría. Pág. 161 – 170

6.IMPEDANCIOMETRÍA ESOFÁGICA PARA EL DIAGNÓSTICO DE REFLUJO GASTROESOFÁGICO EN NIÑOS. Toro-Monjaraz EM, Gómez-Morales E., et al. Acta Pediátr Mex 2015. Cap. 36, pág: 43-49.

7.REFLUJO GASTROESOFAGICO NELSON TRATADO DE PEDIATRIA BEHRMAN KLIEGHMAN JENSON Capitulo 304 pag. 1222 – 1225.

CAPÍTULO 8

Sandra Gabriela Coba Loor
Constipación

Constipación

Introducción

El 90-95% de los casos son de causa funcional, y en ellos las medidas terapéuticas más importantes son la educación del niño y sus padres, la formación de un hábito defecatorio, una dieta rica en fibra y el uso de medicamentos en tratamientos de desimpactación y mantenimiento. Se describe además que un 25% de los niños afectados continuarán con síntomas hasta la adultez. 1 2

Factores de Riesgo

Entre los factores de riesgo asociados al estreñimiento están antecedentes familiares de estreñimiento, bajo nivel de actividad física, ausencia de horarios regulares para ir al baño, insuficiente consumo de fibra (verdura, legumbres y fruta).

Los factores psicológicos también deben tenerse en cuenta: el estreñimiento se ha asociado significativamente al estrés (motivado por circunstancias familiares adversas, problemas escolares, etc.). Además, numerosos trastornos se asocian a estreñimiento funcional: retraso mental, autismo, síndrome de Asperger, trastorno oposicionista desafiante, depresión, ansiedad, déficit de atención e hiperactividad.

Factores constitucionales y genéticos que influyen en el desarrollo del EF se encuentran en estudio. 3

Fisiopatología

La fisiopatología de la constipación es multifactorial. En un pequeño porcentaje es secundaria a un trastorno orgánico conocido, como malformaciones anorrectales, enfermedad de Hirschsprung, anormalidades neurológicas o trastornos endocrino-metabólicos.

Causas de estreñimiento orgánico	
Alteraciones anatómicas:	•Lesiones ano-rectales: Fisuras y fístulas perianales, Hemorroides, Infecciones y abscesos perianales •Tumores •Cirugía previa •Malformaciones ano-rectales
Alteraciones neurológicas y psiquiátricas:	•Parálisis cerebral •Encefalopatías •Tumores cerebrales •Lesiones medulares congénitas: mielomeningocele •Lesiones medulares adquiridas •Tumores de la región sacrocoxígea •Neuropatías •Depresión
Enfermedades digestivas:	•Enfermedad celíaca •Alergia alimentaria •Tumores •Diverticulitis •Colitis isquémica
Alteraciones en la motilidad intestinal y anomalías neuromusculares:	•Enfermedad de Hirschsprung •Displasia neuronal intestinal •Pseudo-obstrucción intestinal crónica •Enfermedades de la unión neuromuscular: Miopatías. Miotonías •Hipotonía de la musculatura abdominal: síndrome de Down •Conectivopatías: esclerodermia, polimiositis, dermatomiositis, amiloidosis, lupus eritematoso sistémico, síndrome de EhlersDanlos •Enfermedad de Chagas
Fármacos:	•Metilfenidato •Anticonvulsivos (clonazepam, fenitoína, fenobarbital) •Medicación con codeína y analgésicos opioides •Antiinflamatorios no esteroideos •Furosemida •Suplementos de calcio o hierro •Antihistamínicos (difenhidramina, prometazina, clorfeniramina,) •Antiácidos. Sucralfato •Loperamida •Antidepresivos tricíclicos, (amitriptilina) y fármacos anticolinérgicos •Antihipertensivos (metildopa, propranolol y antagonistas del calcio)
Alteraciones metabólicas y endocrinas:	•Fibrosis quística •Hipotiroidismo •Hiperparatiroidismo •Diabetes mellitus •Neoplasia endocrina múltiple •Alteraciones hidroelectrolíticas: hipo/ hipercalcemia, hipopotasemia •Insuficiencia renal crónica •Acidosis tubular renal •Porfirias •Intoxicación por metales pesados •Intoxicación por vitamina D

La constipación funcional se ha relacionado con la retención de deposiciones después de un episodio de dolor o miedo a defecar. Como consecuencia de la retención la mucosa rectal absorbe el agua de la masa fecal, obteniéndose heces más voluminosas y duras que son más difíciles de evacuar. Este proceso produce un círculo vicioso provocando mayor retención de deposiciones, distensión del recto, incontinencia fecal retentiva debido al esfínter anal incompetente y por último pérdida de la sensación de urgencia defecatoria.

Una reducción en el número y maduración de las células intersticiales de Cajal (marcapasos de la peristalsis intestinal), también ha sido sugerido como una causa de constipación de tránsito lento. No se sabe si los cambios en estas células son primarios o secundarios a la constipación. 1

Clinica

Para definir estreñimiento funcional tomamos en cuenta los criterios de diagnóstico "Roma IV", que requieren al menos dos de los seis síntomas que describen infrecuencia de heces, dureza, gran tamaño, incontinencia fecal o retención de heces durante al menos un mes. Algunos niños pueden tener impactación rectal e incontinencia fecal por desbordamiento, que generalmente se desarrolla porque han aprendido a retener las heces, generalmente para evitar el dolor durante las deposiciones. 4

Criterios diagnósticos (Roma IV) del estreñimiento funcional en el niño Lactantes y niños menores de 4 años de edad
Dos o más criterios, los cuales deben de estar presentes por lo menos 1 vez/mes en un paciente menor de 4 años.
1. Dos o menos defecaciones/semana. 2. Antecedente de retención excesiva de heces. 3. Antecedente de evacuaciones dolorosas o duras. 4. Antecedente de heces de gran tamaño. 5. Presencia de masa fecal en el recto. En niños que ya no usan pañal, los siguientes criterios pueden aplicar: 6. Por lo menos 1 episodio de incontinencia fecal/semana después de haber dejado el pañal. 7. Antecedente de heces de gran tamaño que obstruyen el inodoro
Criterios diagnósticos (Roma IV) del estreñimiento funcional en lactantes y niños mayores de 4 años y adolescentes.[5]

Dos o más criterios, los cuales deben estar presentes por lo menos 1 vez/semana por un mínimo de 1 mes, con insuficientes criterios para el diagnóstico de síndrome de intestino irritable.	

Dos o menos evacuaciones/semana en un niño con edad de 4 años en adelante.
2. Por lo menos 1 episodio de inconstancia fecal/semana.
3. Antecedente de posturas de retención.
4. Antecedente de evacuaciones dolorosas o heces duras.
5. Presencia de masa fecal en el recto.
6. Antecedente de heces de gran diámetro que obstruyen el inodoro.

Después de una evaluación exhaustiva, los síntomas no pueden ser atribuidos a otra condición médica.

Además basándonos en la guía NICE describe como hallazgo sugestivo de estreñimiento las deposiciones tipo 1 escala de Bristol, Los tipos 1 y 2 indican estreñimiento; los 3 y 4 son heces ideales, especialmente el 4, ya que son los más fáciles de defecar; los tipos 5, 6 y 7 son heces diarreicas 6

Escala De Bristol

Tipo	Características	
1	Trozos duros separados, como nueces o excrementos de oveja, que pasan con dificultad.	
2	Como una salchicha compuesta de fragmentos.	
3	Con forma de morcilla con grietas en la superficie. ‖ Normal.	
4	Como una salchicha; o serpiente, lisa y blanda.	
5	Trozos de masa pastosa con bordes definidos, que son defecados fácilmente.	
6	Fragmentos blandos y esponjosos con bordes irregulares y consistencia pastosa.	
7	Acuosa, sin pedazos sólidos, totalmente líquida.	

El diagnóstico está basado en la anamnesis y la exploración física, la valoración de datos de alarma es clave para identificar enfermedades subyacentes. Se realizarán exploraciones complementarias solo en casos dudosos, con datos de alarma o ante fracaso del tratamiento habitual. 7

Signos O Síntomas De Alarma	Diagnóstico Sugerido
Fiebre, distensión abdominal, vómito, náusea, pérdida de peso o pobre ganancia pondo-estatural; diarrea con sangre, eliminación de meconio luego de las 48 horas de nacido, incremento en el tono del esfínter anal, ámpula rectal vacía al tacto rectal	Enfermedad de Hirschsprung
Distensión abdominal, vómito biliar e íleo	Pseudobstrucción intestinal
Disminución en los reflejos osteo-tendinosos en extremidades, , inferiores o del tono muscular, ausencia de guiño anal, disminución o ausencia de los reflejos cutáneos abdominales, cremasteriano o plantar, Babinsky positivo, presencia de quiste pilonidal o mechón de cabello región sacra	Anormalidades de médula espinal Tumores mielomeningocele
Fatiga, intolerancia al frío, bradicardia, falla de crecimiento, tiroides palpable	Hipotiroidismo
Poliuria, polidipsia	Diabetes insípida
Diarrea, falla de crecimiento, fiebre, neumonías de repetición	Fibrosis quística
Falla de crecimiento, anemia ferro pénica refractaria al tratamiento posterior a la introducción de gluten en la dieta	Enfermedad celiaca
Apariencia o posición anormal del ano a la exploración física, ano imperforado, estenosis anal, ano anterior	Malformaciones congénitas ano-rectales ano imperforado, estenosis anal, ano anterior

Anamnesis

Se debe consultar sobre la frecuencia del ritmo defecatorio, tamaño y consistencia de las deposiciones, presencia de conducta retentiva, presencia de rectorragia, defecación dolorosa, dolor abdominal y asociación con problemas urinarios. A veces el dolor abdominal puede ser el síntoma de presentación de la constipación en el niño mayor en quien ya no existe un control del ritmo defecatorio por parte de los cuidadores.

Durante la evaluación nutricional se debe consultar sobre hábitos alimenticios, ingesta de fibra y líquidos y evaluar posibles factores desencadenantes, como situaciones de estrés familiar o social, además en pacientes derivados por antecedente de incontinencia fecal sin historia de conducta retentiva debe descartarse la posibilidad de abuso sexual.

Numero de deposiciones normales por edad[8]:

EDAD		Evacuaciones por semana	Evacuaciones por día
0 a 6 meses	Con leche materna	5-40	2.9
	Con fórmula láctea	5-28	2.0
6 a 12 meses	5-18	1.8	
1-3 años	4-21	1.4	
Mayor a 3 años	3-14	1.0	

Antecedentes Personales

Consultar sobre el momento de eliminación del meconio, la que habitualmente ocurre antes de las 48h de vida. Su retraso hace sospechar la presencia de megacolon agangliónico. También consultar la coexistencia de enuresis e infecciones urinarias que orientan a anormalidades medulares y el consumo de medicamentos que favorezcan la constipación.

Antecedentes Familiares

Es frecuente encontrar antecedentes familiares de constipación; debe consultarse por familiares con enfermedad de Hirschsprung, hipoparatiroidismo, enfermedad tiroidea, fibrosis quística y enfermedad celíaca.[1]

Exploración Física

Debe abarcar peso y talla, así como examen por órganos y sistemas. En el abdomen deben buscarse distensión, visceromegalias y presencia de masas fecales, así como su localización. En la región lumbosacra pueden encontrarse malformaciones, áreas con aumentos de volumen, zonas pilosas, fosita pilonidal, soluciones de continuidad, que pueden orientar hacia defectos del cierre del tubo neural o alteraciones de la columna vertebral. Como parte del examen neurológico deben evaluarse: tono y fuerza muscular, reflejos ósteo-musculares, reflejo cremasteriano, reflejo cutáneo-abdominal, reflejo plantar y la fuerza muscular de las extremidades inferiores.

La exploración perianal permite determinar la posición del ano, la existencia de heces alrededor de dicha región o en la ropa interior, eritema, dermatitis, eccema, fisuras, hemorroides y datos que sugieran abuso sexual.[9]

El tacto rectal no debe realizarse si cumple los criterios de estreñimiento funcional, los criterios de Roma IV y las guías del National Institute for Health and Care Excellence (NICE) recomiendan su uso, en casos en los que el paciente no cumpla con todos los criterios, o que el médico tenga sospecha de una etiología orgánica. mediante este examen es posible evaluar las características del esfínter anal externo.

Exámenes

Los pacientes que cumplen con los criterios de Roma IV para estreñimiento funcional, no requieren en general de pruebas diagnósticas. Los estudios auxiliares se reservan para los casos en los cuales el interrogatorio o la exploración física revelan datos de alarma y para pacientes refractarios a un tratamiento convencional adecuado. (IA)

Radiografía Simple de Abdomen

No se recomienda su uso rutinario para estreñimiento funcional. Está indicada en los casos con incontinencia fecal en los cuales la exploración física no permite identificar la presencia de heces retenidas en el recto ya sea por obesidad o imposibilidad de realizar tacto rectal (rechazo, sospecha de abuso sexual (IA).

Enema Contrastado con Bario

Está indicado en pacientes con signos de alarma sugestivos de malformaciones anatómicas, estenosis colónica o enfermedad de Hirschsprung (II C).

Medición del Tiempo de Tránsito Colónico

Permite diferenciar incontinencia fecal retencionista de la no retencionista, así como identificar la distribución de las heces retenidas en todo el colon (inercia colónica total) o en algún segmento (inercia colónica segmentaria) (IIC)

Videodefecografía

Permite identificar alteraciones anatómicas y funcionales que afectan la mecánica de la defecación tales como prolapso, rectocele, enterocele, síndrome de periné descendido y disinergia del piso pélvico (III D)

Resonancia Magnética de Columna Lumbosacra

Se debe solicitar en pacientes que presentan datos clínicos sugestivos de alteración medular tales como ausencia o asimetría de los reflejos y hallazgos anormales en la región lumbar como fosita pilonidal, presencia de tumoraciones, mechón de pelos (IIA)

Manometría ano-rectal

La principal indicación es demostrar la presencia de reflejo recto-anal inhibitorio La manometría ano-rectal es un método diagnóstico seguro, no invasivo y sensible para discriminar constipación crónica de enfermedad de Hirschsprung. (IA)

Otra forma de evaluar la respuesta del esfínter anal externo durante la defecación es la electromiografía de superficie que puede realizarse durante la manometría ano-rectal (IIID)

Biopsia de Recto

Está indicada en pacientes con datos de pseudoobstrucción intestinal, con la finalidad de hacer diagnóstico diferencial entre enfermedad de Hirschsprung, displasia neuronal intestinal y miopatía visceral (IA) [6]

Tratamiento

El tratamiento del estreñimiento funcional crónico y la incontinencia fecal generalmente requiere un programa integral, El tipo y la intensidad de la intervención deben adaptarse a la gravedad del estreñimiento y la etapa de desarrollo del niño, y a menudo es necesario un seguimiento cercano.

Educación de los padres

La educación efectiva de los padres y el niño con respecto al estreñimiento es crucial en el cambio de los patrones de comportamiento, un objetivo principal es eliminar las atribuciones negativas.

El padre o tutor debe comprender que la suciedad debido a la incontinencia por desbordamiento representa una pérdida fisiológica de continencia, por lo tanto, el niño no debe ser regañado, o castigado de otra manera.

En los niños pequeños con estreñimiento, el entrenamiento para ir al baño debe posponerse, ya que no tendrá éxito hasta que se restablezca la conciencia rectal y la defecación esté libre de dolor.

Los padres o tutores del niño deben recibir información verbal e impresa, además se debe informar a los padres que este proceso puede llevar entre seis meses y varios años. En casos severos, los padres y / o el médico pueden necesitar la ayuda de la escuela y el maestro.

Deben recomendarse cambios en hábitos de la defecación lo cual implica educación para sentarse en el baño cinco a 10 minutos, preferentemente después de las comidas, aprovechando el reflejo gastrocólico. Se llevará un calendario con registro de las evacuaciones y de los accidentes en la ropa con reforzamientos positivos. En preescolares, el reacondicionamiento de hábito intestinal se realizará una vez que el niño tenga un patrón normal de evacuaciones y haya perdido el miedo al baño (IIC) 10

Desimpactación

La desimpactación se puede lograr de manera efectiva con medicamentos orales o nasogástricos, medicamentos rectales o una combinación. Los padres y el niño deben participar en la decisión sobre la ruta apropiada.

Si hay una gran impactación por examen o radiografía, es prudente eliminar primero algunas heces distalmente por desimpactación digital, ablandamiento rectal (enema de retención de aceite mineral), supositorios rectales estimulantes y / o enemas. En este contexto, comenzar las soluciones nasogástricas primero puede provocar vómitos.

Desimpactación Oral: La administración oral de polietilenglicol con o sin electrolitos en dosis de 1 - 1.5 g/Kg/día por tres a seis días, ha demostrado ser útil. (IA)

Desimpactación Rectal: Existen diferentes alternativas para la desimpactación rectal tales como solución salina, solución de fosfatos, soluciones jabonosas, solución de leche con melaza y aceite mineral con sorbitol. No existe hasta el momento evidencia suficiente para recomendar alguna de estas más que otra. Las soluciones de fosfatos no se recomiendan para menores de dos años debido al riesgo de hiperfosfatemia e hipocalcemia. (IIID)

Mantenimiento: Una vez que se logró la desimpactación, el tratamiento se enfoca a evitar la recurrencia y a mejorar la consistencia y regularidad de las evacuaciones. Esto se hace mediante la intervención dietética y manejo farmacológico.

Intervención Dietética: Existen datos insuficientes sobre el impacto de la fibra de alimentos completos en la evolución del estreñimiento; sin embargo, se deberá indicar un aporte de fibra dietética y de agua en cantidad suficiente para cubrir las recomendaciones acordes a su edad y sexo. Las recomendaciones de la Academia Nacional de Ciencias Americana son:
- 1 a 3 años: 19 g/día fibra total.
- 4 a 8 años: 25 g/día fibra total.
- 9 a 13 años: Hombres 31 g/día mujeres 26 g/día.
- 14 a 18 años: Hombres 38 g/día, mujeres 26 g/día. (IIC)

Probióticos: Tomando en cuenta la posibilidad de disbiosis de la microbiota intestinal en pacientes con estreñimiento, se han usado probióticos para el tratamiento del estreñimiento en niños, ya que los probióticos mejoran el vaciamiento gástrico, el tránsito intestinal, disminuyen el pH colónico por producción de ácidos orgánicos, estimulan la motilidad de colon y promueven la digestión de la lactosa (III D).[11]

Manejo Farmacológico
Laxantes Osmóticos: inducen la retención de agua por la materia fecal con lo cual aumenta su volumen, se reblandece y se favorece su eliminación.

Polietilenglicol (PEG): Fue comparado contra placebo, leche de magnesia y lactulosa. Ha demostrado ser seguro, superior al placebo y a la lactulosa y similar a la leche de magnesia, aunque con mejor aceptabilidad. (IA).

Lactulosa: Es una alternativa útil para el tratamiento del estreñimiento en niños; sin embargo, las evidencias sugieren que es menos efectiva que el polietilenglicol (IA)

Leche De Magnesia: Ha demostrado ser igualmente efectiva y segura que el PEG para la terapia de mantenimiento del estreñimiento funcional, aunque es menos aceptada por los pacientes (IIC)[12]

Laxantes Lubricantes
Aceite Mineral: se utiliza para el tratamiento del estreñimiento en niños. No se recomienda para menores de un año de edad e incluso algunos grupos tan sólo lo recomiendan para mayores de cuatro años; tampoco para pacientes con daño neurológico o vomitadores, por el riesgo de broncoaspiración y neumonía lipoídica (IIC)

Laxantes Estimulantes: Este grupo incluye a los senósidos, el picosulfato de sodio y el bisacodilo, existen artículos que reportan su inocuidad y eficacia; sin embargo, la evidencia acerca de su efectividad es insuficiente (IIC)

Descontinuación de Laxantes
Se debe advertir a los padres que no detengan el laxante sin consultar al médico del niño. Suspender los laxantes demasiado pronto dará lugar a una recurrencia rápida e interrumpirá el programa de tratamiento.[10]

Medicamentos usados en el tratamiento de la constipación[1]

Medicamento	Dosis
Laxantes osmóticos (uso vía oral)	
Lactulosa (70%)	1-3ml/kg/día en 2 dosis
Sorbitol (70%)	1-3ml/kg/día en 2 dosis
Jarabe de malta	2-10ml/240ml de leche o jugo
Hidróxido de magnesio	1ml/kg/día de solución de 400mg/5ml
PEG3.350 sin electrolitos	Desimpactación: 1-1,5g/kg/día por 3 días
	Mantenimiento 0,2-0,8g/kg/día
Enema osmótico	
Enema de fosfatos	<2años: evitar
	>2años: 2,5ml/kg hasta 135ml
Infusión por sonda nasogástrica	
Solución de PEG3.350 con electrolitos	Desimpactación: 25ml/kg/h (hasta 1.000ml/h) hasta obtener líquido claro o 20ml/kg/h por 4h/día
Lubricantes	
Aceite mineral (vaselina)	<1año: no recomendado
	Mantenimiento: 1-3ml/kg/día (máximo 90ml/día)
Estimulantes (utilizados solo a corto plazo, previo a procedimientos)	
Bisacodilo	3-10años: 5mg/día
	>10años: 5-10mg/día
	Disponible en grageas de 5mg y supositorios de 10mg
Supositorios de glicerina	Uso en lactantes

Cirugía

El tratamiento quirúrgico se ha utilizado para pacientes con alteración de la motilidad irreversible, ya sea segmentaria o universal. Los procedimientos aplicados son miectomía, apendicostomía, cecostomía, colectomía y colostomía, con diferentes porcentajes de éxito y un número elevado de complicaciones. (IVD). [7]

1.Torres A, González M. *Chronic constipation. Rev Chil Pediatr. 2015;86(4): 299-304. doi:10.1016/j.rchipe.2015.06.017*

2.Van Den Berg MM, Benninga MA, Di Lorenzo C. *Epidemiology of childhood constipation: A systematic review. Am J Gastroenterol. 2006;101(10):2401-2409. doi:10.1111/j.1572-0241.2006.00771.x*

3.Blesa Baviera LC. *Estreñimiento y encopresis. Pediatr Integr. 2007;11(2): 165-176. https://www.pediatriaintegral.es/publicacion-2015-02/estrenimiento-y-encopresis/. Accessed April 1, 2020.*

4.Avelar-Rodríguez D, Toro-Monjaraz EM, Ramírez-Mayans JA. *Functional constipation in paediatrics: The Rome IV criteria, diagnosis, and treatment. Acta Pediatr Mex. 2018;39(1):81-84. doi:10.18233/APM1No1pp81-841543*

5.Diego MAM. *Estreñimiento y encopresis. Pediatr Integr. 2019;23(8):417-425.*

6.Rubin G, Dale A. *Chronic constipation in children. Br Med J. 2006;333(7577): 1051-1055. doi:10.1136/bmj.39007.760174.47*

7.General C, Troche R, Ch A, et al. *Guías de diagnóstico y tratamiento del estreñimiento en México . D) Evaluación y tratamiento del estreñimiento en población pediátrica. 2011;2(76):155-168.*

8.De L, Mondragón T, Hernández Vez G. *Estreñimiento funcional en pediatría. www.actapediatrica.org.mx Acta Pediátr Mex. 2014;35:411-422. www.actapediatrica.org.mx. Accessed April 1, 2020.*

9.Ruiz FS, Gilbert JJ, Calderón PB, et al. *Estreñimiento y encopresis. Protoc diagnóstico-terapéuticos Gastroenterol Hepatol y Nutr Pediátrica SEGHNP-AEP. 2008.*

10.Manu R Sood, FRCPCH M. *Chronic Functional Constipation and Fecal Incontinence in Infants, Children, and Adolescents: Treatment.; 2020. https:// www.uptodate.com/contents/chronic-functional-constipation-and-fecal-incontinence-in-infants-children-and-adolescents-treatment?search=constipation i n children&source=search_result&selectedTitle=3~150&usage_type=default&disp lay_rank=3. Accessed April 1, 2020.*

11.Shin JE, Jung HK, Lee TH, et al. *Guidelines for the diagnosis and treatment of chronic functional constipation in Korea, 2015 revised edition. J Neurogastroenterol Motil. 2016;22(3):383-411. doi:10.5056/jnm15185*

12.Nurko S, Zimmerman LA. *Evaluation and Treatment of Constipation in Children and Adolescents. Vol 90.; 2014. http://familydoctor.org/. Accessed April 1, 2020.*

CAPÍTULO 9

Andrea Stephanie Naranjo Jaramillo
Hepatitis

Hepatitis

Definición

Según Galoppo, Lezama, Solaegui, Torres, & Galoppo (2016) la Hepatitis de causa viral, es una enfermedad sistémica que afecta principalmente al hígado por el virus hepatotropos, Virus de la Hepatitis A (VHA), Virus de la Hepatitis B (VHB), Virus Hepatitis C (VHC), Virus de la Hepatitis D (VHD), y Virus de la Hepatitis E (VHE) los cuales pueden ingresar al organismo de forma enteral (VHA y VHE) o parenteral (VHB, VHC, VHD). Sin embargo de acuerdo a World Gastroenterology Organisation (2007) existen otras clases de virus que pueden afectar el hígado como el herpes simple, virus Coxsackie, citomegalovirus (CMV), o adenovirus, los cuales pueden producir trastornos específicos a nivel sistémico mientras que los virus de origen hepatotropos pueden ser auto limitados como (VHA y VHE) ya que no causan contrariedades como la cronicidad, sin embargo en un pequeño porcentaje puede llegar a ser fulminante. Además, mientras que los virus (VHB, VHC) aparte de ser un problema de salud pública a nivel mundial, pueden ser causa de hepatocarcinoma cuya evolución a nivel pediátrico es lenta, asintomática y progresiva, los cuales pueden llegar a la cronicidad y causar problemas en la edad adulta.

Virus de la hepatitis A (VHA)

De acuerdo a PKIDS (2017) el virus de la Hepatitis A pertenece a la familia de los Picornaviridae, que contiene ARN, con un único serotipo sin envoltura y mide aproximadamente 27nm de diámetro. Además, es un virus de transmisión enteral, que se difunde por medio de agua y alimentos contaminados de material fecal, de personas que se encuentran infectadas del VHA. Según Hernández, et al. (2015) afecta principalmente en la infancia y en países en desarrollo, ya que su incidencia se relaciona con el medio socioeconómico, por falta de salubridad e higiene de la sociedad. Una vez que es infectada la persona el periodo de incubación del virus dura aproximadamente entre 15 y 60 días con una media de 30, intervalo en el que el virus se multiplica en los hepatocitos y luego mediante la vía biliar sale a las heces; este periodo es el de máxima probabilidad de contagio especialmente una a dos semanas antes de iniciar la sintomatología, sin embargo el riesgo de contagio puede permanecer durante todo el periodo que dure la infección.

Epidemiología

Según el Ministerio de Salud Pública (MSP) del Ecuador en el año 2018 se reportaron 1634 casos de VHA siendo el grupo de edad más afectado entre 5 y 9 años. Y la Organización Mundial de la Salud (OMS) menciona que en el mundo hay aproximadamente 1.5 millones de casos de personas que están infectadas del VHA siento en un 90% de casos niños que viven en países en desarrollo. (Galoppo, Lezama, Solaegui, Torres, & Galoppo, 2016). Sin embargo esta incidencia y datos epidemiológicos ha ido disminuyendo ya que desde el año 1995 se creó la vacuna contra la Hepatitis a la cual se encuentra a disposición en algunos países, pero el alto costo del esquema de inmunización, es la causa de la falta de implementación a nivel de todos los países. (Navaz & Báez, 2015)

Diagnóstico

El diagnóstico clínico en la mayoría de los casos es subjetivo, debido a que su sintomatología es idéntica en todas la patologías de origen hepáticas, sin embargo las personas que están infectadas con el VHA su enfermedad es aguda y auto limitada y existen muchos individuos que pueden estar infectados con este virus, sin embargo no en todos da sintomatología, especialmente en niños menores de 6 años; a mayor edad, mayor es la respuesta sintomatológica.

La infección comprende de tres periodos; de incubación, de estado prodrómico y convalecencia. En el periodo de incubación que dura entre 15 - 60 días, es el periodo de tiempo que comprende entre la exposición al virus, y el inicio de la sintomatología, por lo tanto es asintomático. El estado prodrómico comprende el tiempo en que el paciente inicia con sintomatología antes de que aparezca la ictericia, dura entre 4 – 5 días, sin embargo puede variar a semanas o incluso no aparecer ictericia, como en los casos de niños menores de 6 años en los cuales la sintomatología puede ser anictérica. El estado de convalecencia es el periodo en el cual comienza a desaparecer la ictericia pero persiste la sintomatología, este periodo comprende el trascurso de algunas semanas e incluso meses, pero no más de 6. El VHA no produce cronicidad pero aproximadamente en el 0,4% de los pacientes puede llegar a ser fulminante y siento esta, la complicación más grave, la misma que puede llegar a una mortalidad en 1% y causa de trasplantes hepáticos.

De acuerdo con Muñoz, Días Hernandez, Gamboa, & García (2018) la sintomatología de la Hepatitis es inespecífica, debido a que en la mayoría de los casos pueden pasar inadvertidos, especialmente en niños de menor edad, sin embargo cuando presentan síntomas comienza con astenia, hiporexia, dolor abdominal, diarrea, náusea, vómito, cefalea, anorexia, pérdida de peso, fiebre, coluria, acolia, e ictericia.

Todas las formas que existen de hepatitis se presentan de la misma manera al inicio de la enfermedad, aunque el diagnóstico es clínico; es importante determinar estudios de laboratorio, para establecer el tipo de hepatitis que presenta el paciente, por lo tanto durante la fase aguda de la enfermedad o sintomática, existe elevación de las enzimas hepáticas, como la alanina aminotrasferasa (ALT) en el torrente sanguíneo, estas enzimas se liberan cuando existe daño hepático o muerte de los hepatocitos, también se elevan los valores de las aspartato aminotrasferesa (AST) fosfatasa alcalina, bilirrubibas y en ocaciones también amilasa y lipasa. Muñoz et al. (2018) refieren que los anticuerpos IgM (inmunoglobulina clase M) de la Heptitis A se elevan en la fase aguda de la enfermedad y pueden ser detectados de 5 a 10 días después de la exposición al virus, el mismo que pueden estar presente en la sangre hasta unos 6 meses después de la infección. Mientras que los anticuerpos clase G (Inmunoglobulina clase G) de la Hepatitis A, aparece 30 días después del contagio y duran varios años en el organismo y la positividad de este marcador pues denota de una infección pasada, por lo tanto la IgM de VHA es eminentemente clínico, mientras que la IgG de VHA es epidemiológico y la positividad significa inmunidad de por vida del paciente. Una vez que ya hemos determinado que la IgM de VHA es positiva pues no es necesario seguir buscando otro tipo de virus de la Hepatitis.

Manejo, Tratamiento y Prevención de la Hepatitis A
El virus de la Hepatitis A al igual que los otros virus, al ser un problema de salud pública, deberá ser de declaración obligatoria a las autoridades sanitarias, para así llevar un control epidemiológico adecuado y establecer medidas apropiadas para la prevención.

El manejo de esta enfermedad debe ser guiado por el médico; como ya se mencionó a menor edad la sintomatología es menor o casi nula, a mayor edad se acentúan más los síntomas. Actualmente no hay tratamiento específico para curar la hepatitis, no es necesario internarlo al paciente, ni reposo, ni medicación alguna, por lo tanto, en todos los casos el tratamiento debe ser conservador y sintomático, enfocándose más en la prevención de la transmisión y adecuada higiene del paciente infectado, así como un buen lavado de manos. Sin embargo según Navaz & Báez (2015) los métodos más factibles para evitar la propagación de este virus no siempre dependen del individuo, sino de las medidas de saneamiento adecuadas como el agua potable, evacuación de aguas residuales y desechos contaminados.

El manejo debe dirigirse en el tratamiento sintomático e identificar a aquellos pacientes que esté en riesgo de desarrollar insuficiencia hepática fulminante. Existen algunos pacientes que pueden presentar algún trastorno hepático o individuos que cursan con hepatitis crónicas por VHB – VHC y son infectados por el VHA, pueden correr el riesgo de sufrir más daño hepático debido al virus adicional que va a infectar y producir mayor inflamación ya que el hígado se pueden encontrar más vulnerable.

Es importante el cuidado del paciente en la alimentación y drogas hepatotóxicas, además de abstenerse de tomar alcohol, incluso 6 meses después de haber cursado con la enfermedad. No es necesario el uso de vitaminas al menos que identifiquemos que el paciente presente hipovitaminosis o avitaminosis.

La prevención como ya se mencionó debe ser enfocado en las medidas de saneamiento y además en la vacunación. Dentro de las medidas de saneamiento se debe mejorar la infraestructura de salud pública, los suministros de agua, recolección de desechos infecciosos, y formar programas sanitarios domiciliarios donde se eduque y se enfoque en mantener una higiene adecuada, una buena salubridad y sobre todo el buen lavado de manos.

La infección por VHA afecta alrededor de 200 millones de personas cada año alrededor de todo el mundo y esto produce una inmunidad humoral y celular lo que asegura una protección a largo plazo del VHA. En los países industrializados a parte de mejorar el sistema de salud pública, saneamiento y ambiental, cuentan con programas de vacunación, por lo tanto ha disminuido la infección. Desde el año de 1995 el VHA es prevenible debido a la creación de una vacuna específica cuya estrategia de aplicación es costo - efectiva. Existen dos tipos de vacuna: un virus vivo atenuado y otro virus inactivado siendo este último el de mejor aceptación siendo el más tolerado y seguro. Sin embargo el alto costo de esta vacuna a dos dosis puede ser la causa de que no esté disponible alrededor de todos los países del mundo.

La utilización adecuada a nivel universal de esta vacuna en la infancia es efectiva cuando se administra antes de la etapa de riesgo de adquirir la enfermedad, por lo que de esta manera se puede interrumpir la transmisión del virus entre los niños de edad temprana preescolar y así proteger a niños de edad más avanzada y adultos susceptibles a contraer esta enfermedad, eliminando la fuente de infección, ya que el humano es el único reservorio de esta virus.

La Organización Mundial de la Salud, en el año 2000, recomendó la vacunación universal a todos los niños y adultos en riesgo contra el VHA en países donde el riesgo de endemicidad era intermedia, mientras que en los países de alta endemicidad donde hay mayor riesgo de contraer la infección a edades tempranas no se recomendó la vacunación a gran escala, debido a que esta enfermedad produce inmunidad.

Debido a la alta prevalencia del VHA en países de desarrollo, se recomida la inmunoprofilaxis, la cual se lleva a cabo con gamaglobulina hiperinmune a doses de 0.02–0.06 cc/kg ya que es de gran utilidad en cortar la cadena epidemiológica y su uso universal debería ser en la infancia a pesar de su alto costo. Todas las vacunas de la Hepatitis A son mayormente inmunógenas, alrededor del 94 al 100% de las personas que se han vacunado desarrollan anticuerpos un mes después de ser administrados la primera dosis.

Los efectos secundarios de la vacuna del VHA, pueden aparecer después de los tres días de ser administrada, cuyo síntoma más prevalente es dolor y eritema en el sitio de la infección, seguido de cefalea y en menor porcentaje gastrointestinales.

Virus de la hepatitis B (VHB)

Según Gallo, Caraballo, Orozco, & Muñoz (2017) el virus de la Hepatitis B pertenece a la familia Hepadnaviridae, que contiene DNA, que contiene una doble cadena cubierta de lipoproteína de superficie (HBsAg), que rodea al antígeno central (HBcAg) y la responsable de la replicación la enzima DNA polimerasa (ADN – p), mide 42nm.

El daño de los hepatocitos se produce por la respuesta inmunológica del huésped, frente al VHB al ser identificados por linfocitos T, CD4, CD8 y células Natural Killer. Esta interacción agente - huésped, produce fenómeno de inflamación y necrosis hepática debido a la replicación del virus, dependiendo del grado de respuesta de inmunidad que produce el huésped, hacia el agente, la cual puede ser:

- Adecuada, produciendo una hepatitis aguda con sintomatología clínica más o menos evidente y elevación de las enzimas hepáticas, cuya infección una vez erradicada deja inmunidad adecuada debido a los anticuerpos elaborados.
- Excesiva, la cual puede provocar una hepatitis fulminante produciendo asi una destrucción hepática importante.
- Ineficaz, las cual se produce por una destrucción lenta y controlada de los hepatocitos, la misma que puede repercutir a una infección crónica con escasa repercusión sistémica.

Sin embargo el tipo de respuesta, depende de la edad y las condiciones del paciente infectado.

El virus de la Hepatitis B se encuentran principalmente en los fluidos corporales por lo tanto se transmite este virus principalmente por la sangre, saliva y semen, sin embargo además existe alta prevalencia de contagio por trasmisión vertical, durante el parto, y luego del nacimiento por medio de la leche materna. En la niñez la forma más probable de transmisión puede ser por juegos o agresiones entre niños como (mordeduras). En la adolescencia y edad reproductiva se transmite en su mayor porcentaje por medio de de transmisión sexual. Y los profesionales que no estén inmunizados tienen alto riesgo de contagiarse debido a accidentes laborales como pinchazos con agujas.

El periodo de incubación del virus de la Hepatitis B es de aproximadamente 60 días, los cuales pueden variar entre 28 a 160 días.

Epidemiología

La Organización Mundial de la Salud refiere que hace 10 años, en el mundo hay aproximadamente 5 millones de casos de VHB anuales, por lo que representa un problema de salud pública ya que en todo el mundo hay cerca de 360 millones de portadores crónicos y alrededor de medio millón de muertes al año por este virus, y es el responsable del 80% de casos con hepatocarcinona. En América hay alrededor de 2.8 millones de personas con infección crónica por VHB. Para Cardona & Jennifer (2018) esta patología es silenciosa ya que la mayor parte de personas portadoras de este virus, no presentan sintomatología alguna hasta que ya presente una insuficiencia hepática significativa. Sin embargo en los últimos años ha ido disminuyendo paulatinamente los casos, debido a que existe la vacuna para la prevención la cual es distribuida en casi la mayor parte de países.

La endemicidad de este virus, varía en las distintas partes del mundo sin embargo su mayor prevalencia es en el África Sub-Sahariana, China, las Islas del Pacífico y la cuenca Amazónica.

Diagnóstico

Al igual que el virus de la Hepatitis A, el diagnóstico es netamente clínico y la sintomatología es muy similar, sin embargo predomina más la astenia y/o fatiga, además puede presentar milagias, artralgias, alza térmica, coluria, acolia, prurito y decaimiento generalizado. De la misma forma, la sintomatología varía según la edad; en los niños en su mayor porcentaje es asintomática, apareciendo solo en 5 a 15%, por lo que su diagnóstico es ocasional al presentar en un examen físico de rutina hepatomegalia y/o transaminasas elevadas. A diferencia del VHA, este virus puede llegar a su cronicidad, siendo en menor porcentaje a la edad adulta y en un 90% cuando la infección se da en neonatos. Existe un pequeño porcentaje en donde la cronicidad de esta patología pueden presentar patologías extra hepáticas como: glomerulonefritis membranosa, y lesiones en la piel denominado Síndrome de Gioanotti – Crosti (Galoppo, et al. 2016).

Es por esto que su diagnóstico debe ser seguro, eficaz y oportuno debido a que un niño con enfermedad crónica puede evolucionar en la edad adulta a presentar cirrosis y/o hepatocarcinoma.

En cuanto a su metodología diagnostica El virus B tiene 3 antígenos: antígeno de superficie (HbsAg), antígeno core (HBcAg) y antígeno e (HBeAg). De acuerdo a (Galoppo, Lezama, Solaegui, Torres, & Galoppo, 2016) el anti-HBc de tipo IgM es marcador de fase aguda, junto con el HbsAg. Si el anti-HBc es del tipo IgG, sólo indica que el individuo ha estado en contacto con el virus. Si ambos marcadores dan positivo se debe realizar el HBeAg, el cual puede estar detenido o la replicación viral disminuida; mientras que la aparición del Antígeno HBsAg indica curación con presencia de inmunidad. Toda esta secuencia ocurre alrededor de 6 meses. Además se puede diagnosticar con la determinación del ADN del VHB mediante la técnica de (PCR) Reacción en Cadena de la Polimerasa.

Manejo, Tratamiento y Prevención
El VHB al igual que los otros virus de la Hepatitis al ser una enfermedad que afecta a la salud pública es importante el aviso a las autoridades sanitarias para llevar su control epidemiológico adecuado.

El manejo debe ser integral, no existe un medicamento específico para curar el VHB en su forma aguda, en la mayoría de los casos son asintomáticos, sin embargo el tratamiento debe ser sintomático, mantener el bienestar y equilibrio nutricional, y tomar las precaución necesaria para no contagiar a otras personas.

Según Gallo et al. (2017) el objetivo terapéutico en la infección crónica por el VHB es, lograr una supresión virológica, su remisión bioquímica y prevenir complicaciones como la cirrosis, hepatocarcinoma y patologías extra hepáticas. La decisión de comenzar el tratamiento se basa en el riesgo de morbimortalidad de origen hepático, cuyos criterios son los Niveles de

ADN de VHB en el suero, Niveles elevados de Alaninatransferasa (ALT) en el suero, Gravedad de la hepatopatía.

De acuerdo a Galoppo et al. (2016), en pediatría existen 5 fármacos para el tratamiento de la hepatitis crónica, los cuales deben ser administrados llevando un control adecuado y especializado. Estos medicamentos son: interferón alfa (IFNα), lamivudina, adefovir, entecavir, y tenofovir. El interferón alfa se puede administrar en pacientes mayores a 12 meses, la lamivudina a partir de los 3 años, adefovir y tenofovir a partir de los 12 años y entecavir desde los 16 años.

El control adecuado se basa en la práctica de medidas universales para la prevención, la detección adecuada tanto en bancos de sangre, pacientes embarazadas cuyo control debe ser cada trimestre, el buen uso de prendas de protección especialmente para los trabajadores de la salud y la vacuna obligatoria a toda la población.

A inicios de los 80 la vacunación sigue siendo el instrumento adecuado para la prevención del VHB cuya eficacia de protección es de 90 – 95%, existen dos tipos de vacunas disponibles, la primera es producida por ingeniería genética sintetizando la levadura, y la segunda derivada del plasma humano de paciente con infección crónica con VHB.

El esquema adecuado habitual es de 3 dosis, las dos primeras con intervalo de un mes y la tercera a los 6 meses (0-1-6meses). En el Ecuador se ha implementado la vacunación obligatoria a todos los recién nacidos en las primeras 12 horas posterior al parto ya que así se puede prevenir la transmisión vertical, la segunda dosis al mes o dos meses y luego a los 6 meses de vida; la primera dosis es monovalente y las otras dosis son combinadas.

En el RN cuya madre es HBsAg + debe recibir gamaglobulina hiperinmune para VHB a 0.5ml IM dentro de las primeras 12 horas de vida así se puede evitar la transmisión en un 95%.

Virus de la hepatitis C (VHC)

El VHC es familia de tipo flaviviridae que contiene ARN, de una sola cadena, en su genoma se ha detectado distintas regiones que da lugar a proteínas estructurales y a proteínas que implican en el ciclo reproductivo del virus. El periodo de incubación varía entre 14 y 160 días.

Según Arreddondo, Perez, & Arreddon Rubido (2018) existen 7 genotipos diferentes del VHC, siendo el genotipo 1 el de mayor prevalencia el mismo que se divide en 1ª y 1b, los cuales han demostrado una respuesta inconsistente al tratamiento, el cual depende de que genotipo presente el paciente. El factor de riesgo para la transmisión del VHC es el uso de drogas al intercambiar geringuillas, pinchazos con agujas infectadas, especialmente en trabajadores de la salud, contacto sexual y transmisión vertical la cual según (Galoppo, Lezama, Solaegui, Torres, & Galoppo, 2016) se da en un 5% de los casos, y aumenta la probabilidad cuando más carga viral tiene la madre, especialmente cuando está asociada a una infección coadyuvante como el VIH. La infección por VHC comienza de forma aguda la cual es en la mayor parte de personas, asintomática, y aproximadamente el 85% de personas infectadas por VHC que no tengan un tratamiento oportuno, pueden llegar a su cronicidad y posteriormente presentar complicaciones, como cirrosis e insuficiencia hepática con riesgo de trasplante hepático y/o carcinoma hepatocelular.

Epidemiología

Al igual que los otros virus de la hepatitis, la Hepatitis C presenta un riesgo en la salud pública a nivel mundial. Según Ridruejo, Fainboim, & Villamil (2016) alrededor de 170 millones de personas están infectadas en el mundo siendo de mayor prevalencia en Asia, Norte de África y medio Oriente, mientras que en Latinoamérica la prevalencia se estima entre el 1 y 2.3% y en América según la OMS el VHC junto con el VHB ha causado la muerte de alrededor de 250000 personas al año.

Diagnóstico

Pocas veces la patología infecciosa causa manifestaciones clínicas, las mismas que no se diferencias con los otros tipos de hepatitis por lo que el diagnóstico es igual ocasional al presentar una elevación moderada y fluctuante de las transaminasas, sin embargo según (Franch, Rendón, & José, 2002) el determinante diagnóstico es la positividad de Ac HBc y sobre todo es el RNA viral, en el artículo de (Galoppo, Lezama, Solaegui, Torres, & Galoppo, 2016) refiere que la detección de anticuerpos anti-VHC por técnica ELISA establece que el paciente ha estado expuesto al virus y tiene una sensibilidad del 97 – 100%. La determinación de ARN del VHC por PCR es capaz de detectar en los primeros días de la infección y es la única técnica para detectar una infección aguda del VHC.

Manejo, Tratamiento y Prevención
Igual que los otros virus de la Hepatitis es de notificación obligatoria la detección de personas diagnosticadas con el VHC, es importante tratar de manera integral y sintomáticamente, sin embargo en los últimos años ha evolucionado el tratamiento de la Hepatitis C. Según Ridruejo, Fainboim, & Villamil (2016) se han producido múltiples fármacos que en muchas combinaciones pueden utilizarse para tratar los distintos genotipos ya que el genotipo y los subtipos son fundamentales a la hora de utilizar el tratamiento.

En base a guías de la Hepatitis C de la Asociación Americana del estudio de las enfermedades Hepáticas y la Asociación de las enfermedades Infecciosas en el 2015 recomendó el siguiente tratamiento según el tipo de genotipo.

De acuerdo a Arreddondo, Perez, & Arreddon Rubido (2018) afirma que:
• Para el genotipo 1a se recomienda el uso de ledipasvir/ sofosbuvir, o simeprevir+sofosbuvir con o sin ribavirina, o ombitasvir/ paritaprevir/ ritonavir + ribavirina sin tratamiento alternativo.

• Para el genotipo 1a se recomienda el uso de ledipasvir/ sofosbuvir, o simeprevir+sofosbuvir con o sin ribavirina, o ombitasvir/ paritaprevir/ ritonavir + ribavirina sin tratamiento alternativo.

• El genotipo dos al igual que el tres es susceptible a la combinación de sofosbuvir+ ribavirin, pudiéndose aplicar tratamiento alternativo en el grupo tres con Sofosbuvir+ ribavirin+ interferón pegilado.

• El genotipo 4 ha mostrado sensibilidad a los siguientes antivirales ledipasvir/ sofosbuvir, o ombitasvir/ paritaprevir/ ritonavir + ribavirina, o sofosbuvir + ribavirin, teniendo la opción alternativa de Sofosbuvir+ ribavirin+ interferón pegilado o simeprevir+sofosbuvir con o sin ribavirin.

- En los pacientes portadores del genotipo cinco el sofosbuvir+ ribavirin más interferón pegilado ha mostrado buenos resultados teniendo como vía alternativa la ribavirin más interferón pegilado. (p385)

- Finalmente el genotipo seis ha mostrado resultados con el uso de ledipasvir/ sofosbuvir, y como vía alternativa el sofosbuvir+ribavirin más el interferón pegilado.

El principal objetivo del tratamiento es establecer la curación de las personas infectadas, reduciendo así su morbimortalidad.

Virus de la hepatitis E

El virus de la Hepatitis E contiene ARN familia de Calciviridae, es muy similar al virus de la Hepatitis A, aunque puede ser más peligroso y con un peor pronóstico de las personas que lo padecen, especialmente en las mujeres embarazadas, con una tasa de mortalidad de 1 – 2%. Según Infante & Segarra (2017) se ha dado muy poca importancia a la investigación de este virus, y se sabe que su periodo de incubación es de 6 semanas, este virus no evoluciona a la cronicidad al igual que el VHA, pero sin embargo es una amenaza a la salud pública. La forma de transmisión es netamente de forma entérica, por medio de aguas o alimentos contaminados de material fecal pacientes infectados por este virus: su infección al igual que de la Hepatitis A es auto limitada y no requiere tratamiento, pero hay que dar mayor importancia a las mujeres embarazadas ya que, su tasa e índice de mortalidad es elevada, varía de 5 -25% y el riesgo de desarrollar una hepatitis fulminante es del 15%.

Su diagnóstico se puede establecer por medio de la detección de antígenos VHE IgG y/o IgM, y su manejo, tratamiento y prevención es similar al virus de la Hepatitis A.

1.*Arreddondo, A., Perez, I., & Arreddon Rubido, A. (2018). Nuevos progresos en el enfrentamiento a la hepatitis C. Hospital Provincial Docente Amalia Simoni, 385.*

2.*Cardona, A., & Jennifer, F. (2018). Prevalencia de Virus de las Hepatitis B y C y Factores Asociados en un Banco de Sangre de Medellín (Colombia) 2015-2016. iMedPub Journals, 1 - 3.*

3.*Franch, M., Rendón, P., & José, C. (2002). LA HEPATITIS COMO ENFERMEDAD EMERGENTE EN PEDIATRIA. Reunión de Primavera de la Sociedad de Pediatría de Asturias, 151-156.*

4.*Gallo, S., Caraballo, C., Orozco, M., & Muñoz, O. (2017). Tratamiento actual y nuevas terapias contra la infección crónica por el virus de la hepatitis B. Asociaciones Colombianas de Gastroenterología, Endoscopia digestiva, Coloproctología y Hepatología, 132 - 133.*

5.*Galoppo, M., Lezama, C., Solaegui, M., Torres, S., & Galoppo, S. (2016). Hepatitis virales en la infancia. Rev. Hosp. Niños (B. Aires), 73.*

6.*Hernández, R., Chaparro, E., Díaz, C., Carbajal, M., Cieza, É., & Rosario, C. (2015). FRECUENCIA DE HEPATITIS A EN NIÑOS Y ADOLESCENTES DE CINCO CIUDADES DEL PERÚ. Rev Peru Med Exp Salud Publica, 499 - 500.*

7.*Infante, D., & Segarra, O. (2017). Hepatopatía aguda. Asociasión Española de Pediatría, 160.*

8.*Muñoz, M., Días Hernandez, S. F., Gamboa, D., & García, J. (2018). Manifestaciones atípicas de la infección por el virus de la hepatitis A. Revista de Gastroenterología de México, 134 - 141.*

9.*Navaz, M., & Báez, P. (2015). Infección por el virus de la hepatitis A: epidemiología y diversidad genética. IATREIA, 157 - 165.*

10.*PKIDS. (2017). La hepatitis vírica más común y silenciosa en los niños. Estados Unidos.*

11.*Ridruejo, E., Fainboim, H., & Villamil, A. (2016). CRIBADO, DIAGNÓSTICO Y TRATAMIENTO DE LA HEPATITIS POR VIRUS C EN LA PRÁCTICA CLÍNICA. Asociación Argentina para el Estudio de las Enfermedades del Hígado (AAEEH), 390.*

12.*World Gastroenterology Organisation. (2007). Manejo de la Hepatitis Viral Aguda. Manejo de la Hepatitis Viral Aguda.*

CAPÍTULO 10

Alain Michel Rivera Obando

Síndrome Nefrítico

Síndrome Nefrítico

Introducción

Cuadro clínico de comienzo agudo caracterizado por la presencia de hematuria, edemas, e hipertensión arterial. Se acompaña de oliguria e insuficiencia renal, es frecuente el hallazgo de una proteinuria moderada, aunque no siempre el síndrome se presenta en forma completa. (1)

Debido a que la lesión histológica asienta fundamentalmente en los glomérulos y a que las manifestaciones clínicas con frecuencia van precedidas de una infección estreptocócica, se entiende que los términos glomerulonefritis aguda. (2)

Epidemiologia

A nivel de América Latina, la tasa anual de Síndrome Nefrítico, por 100.000 habitantes es de 7 en períodos endémicos, pero esta enfermedad evoluciona con brotes epidémicos que pueden más que duplicar esa cifra, llegando a 18 por 100.000 habitantes. Es propia de los grupos etarios jóvenes: el 95% de los pacientes son menores de 15 años. El 50% tiene entre 5 y 9 años, aunque se presenta desde los 2 años. Hay un predominio del sexo masculino (57%). Se presenta durante todo el año con alzas estaciónales en otoño (38%) que obedecen a un aumento de la Glomérulonefritis postinfecciosa de origen cutáneo y en primavera (30%) debido a Glomérulonefritis postinfecciosa de origen faríngeo. En el período epidémico la distribución es homogénea durante todo el año. Es más habitual en grupos familiares con mayor grado de hacinamiento y promiscuidad. En el Ecuador no existen actualmente entidades destinadas a un control estadístico de casos de Síndrome Nefrítico, y como este, puede haber muchos casos no identificados tempranamente, lo cual supone posteriormente a una cronicidad de la enfermedad, requiriendo a largo tiempo de un tratamiento sustitutivo renal; con una afectación marcada en la calidad de vida, no solo del paciente, sino también de sus familiares; y lo cual ocasiona un mayor impacto económico para el estado. Considerando esta situación como motivación para el análisis de este caso clínico. (3)

Fisiopatología

La afectación renal se manifiesta como consecuencia del depósito de inmunocomplejos en el interior del capilar glomerular, la activación del complemento y la liberación de los mediadores inflamatorios. Paralelamente al depósito glomerular de C3 y de IgG, se produce una disminución de la concentración plasmática de C3, de la properdina y del proactivador C3, con normalidad en la concentración plasmática de la fracción C4. La activación del complemento produce liberación de factores quimiotácticos y el consiguiente depósito de linfocitos, monocitos y polimorfonucleares en el glomérulo, liberación de citocinas que amplifican la reacción inmunológica, como el factor de necrosis tumoral alfa y las interleucinas 1 y 6, entre otras. Como consecuencia de la inflamación glomerular se produce una disminución en la excreción renal de agua y sodio y, con ello, una expansión del líquido extracelular (hipervolemia). La alteración en la permeabilidad de la membrana basal glomerular ocasiona hematuria y proteinuria. (2)

Clínica

La clínica varía desde pacientes que están asintomáticos, con hematuria microscópica, hasta un SN completo y severo con orinas marrones, proteinuria, hipertensión e insuficiencia renal. Hay un antecedente de infección por EGA en la piel o en la faringe. El periodo de latencia oscila entre una y 3 semanas después de la faringitis, y entre 3 y 6 semanas después de la infección de piel. Algunos pacientes presentan la clínica típica pero no es tan evidente el antecedente de infección por EGA. El edema generalizado aparece en 2 tercios de los pacientes debido a la retención de agua y sodio. En los casos severos, la sobrecarga de líquidos puede producir insuficiencia cardiaca con distrés respiratorio y edema agudo de pulmón. La hematuria macroscópica está presente en un 30-50% de los casos, es de color té o coca-cola y tiene aspecto espumoso. La HTA está presente en un 50-90% de los pacientes y varía desde formas moderadas hasta formas severas. Se debe a la retención de líquidos. La encefalopatía hipertensiva es una complicación infrecuente pero grave. Existen tipos de GNAPE subclínicos, que se caracterizan por hematuria microscópica. Estos pacientes a menudo se detectan durante las epidemias. La GNAPE se asocia a un deterioro variable en la tasa de filtrado glomerular, que se detecta por la elevación de la creatinina. El fallo renal agudo rara vez requiere diálisis. (4)

Diagnóstico Diferencial

Diferentes enfermedades renales parenquimatosas (glomerulares, vasculares o intersticiales) pueden acompañarse de un cuadro clínico compatible con síndrome nefrítico. Una historia clínica y examen físico bien enfocados, junto a la realización de estudios específicos bioquímicos y/o inmunológicos, permite establecer el diagnóstico diferencial entre las diferentes entidades, siendo en ocasiones necesario, no obstante, recurrir a la confirmación mediante biopsia renal. Desde el punto de vista práctico, es difícil establecer a priori un diagnóstico etiológico, dada la diversidad de enfermedades responsables del síndrome nefrítico. En recientes estudios epidemiológicos (Registro italiano de biopsias renales), se ha comprobado que en más de 600 pacientes el síndrome nefrítico fue debido a GNA postestreptocócica (16%), nefropatía IgA (14%), Lupus eritematoso sistémico (10%), GN extracapilar (8%), GN membranoproliferativa (6,6%), vasculitis necrosante (8%), nefropatía membranosa (5,5%), púrpura de SchönleinHenoch (4,8%), GNA postinfecciosa (4,8 %), crioglobulinemia (3%) y miscelánea (20%). En otros estudios (Registro español de glomerulonefritis) se ha observado presencia de síndrome nefrítico en el 56% de los casos de GN endocapilar en niños y en el 37% en adultos, en el 16% de las microangiopatías trombóticas, en el 14% de las vasculitis, así como en el 10% de las GN extracapilares, enfermedades sistémicas y nefritis intersticiales inmunoalérgicas. Por todos estos motivos, en la actualidad el término de síndrome nefrítico no se puede adscribir a una etiología concreta. (6)

Causas Del Síndrome Nefrítico

Glomerulonefritis postinfecciosa	Glomerulonefritis Primaria	Enfermedades sistémicas	Otras Enfermedades renales
Faringoamigadilitis/ cutánea; estreptococo piógenes	Extracapilar I,II,III	Lupus Eritematoso sistémico	Nefritis tubulointersticial inmunoalérgica
Endocarditis (estafilococo, Streptococcus viridans)	Membranoproliferativas	Púrpura de Schonlein-Henoch	Nefritis posradiación
Viral: hepatitis B, hepatitis C, vih, citomegalovirus	Proliferativa mesangial. No IgA	Crioglobulinemia	Nefropatía asociada a Guillan Barre
Parasitaria: Malaria, toxoplasmosis, filariasis	Mesangial IgA	Vasculitis necrosante	Nefropatía postquimioterapia

Fuente: Síndrome nefrítico. Senefro, cap 4 (6)

Exámenes de Diagnóstico

Examen de Orina: La hematuria es el signo más consistente, el aspecto macroscópico suele ser de color rojo obscuro y turbio. En el sedimento se observan células dismórficas llamadas acantocitos o de "mickey mouse", sedimento leucocitario y cilindros granulosos suelen estar presentes en algunos casos así como cilindros eritrocitarios. La proteinuria generalmente no alcanza los niveles nefróticos. E 2+ NICE (5)

La biometría hemática: suele reportar hemoglobina moderadamente baja, con casi un tercio de pacientes que tienen un nivel de hemoglobina menor a 10 g / dl, la baja en la hemoglobina tiende a ser paralelo al grado de expansión del volumen del líquido extracelular por lo que se considera anemia por dilución. Pueden encontrarse leucocitos elevados mientras más reciente haya sido la infección streptocócica. E C NICE (5)

Perfil Renal: Un aumento en la urea y nitrógeno ureico puede verse en hasta dos tercios de los pacientes, aunque la elevación en los niveles de creatinina sérica ocurre solo en el 20% de pacientes. Sin embargo, si hay una elevación significativa en la creatinina (aumento de> 50% por encima de lo normal) E 2+ NICE (5)

Anticuerpos Antiestreptocócicos: La infección postestreptocócica reciente se demuestra con mayor frecuencia mediante marcadores serológicos, que incluyen:
- Antistreptolisina (ASO)
- Antihialuronidasa (AHase)
- Antistreptokinase (ASKase)
- Antinicotinamida-adenina dinucleotidasa (anti-NAD)
- Anticuerpos anti-DNAse B E2+ NICE (5)

Disminución complemento C3: La prueba de mayor valor diagnóstico en la glomerulonefritis aguda postestreptocócica, así como en la mayoría de los casos de glomerulonefritis posinfecciosa, es la determinación de C3 en suero, especialmente porque C3 es un componente de la patogénesis real de la enfermedad. Los niveles disminuyen en más del 90% de todos los casos de glomerulonefritis aguda postestreptocócica. Esta disminución tiende a ocurrir incluso antes del desarrollo de síntomas de nefritis y los niveles vuelven a la normalidad en un máximo de 8 semanas. E 2+ NICE (5)

Estudios Radiológicos: Ningún estudio radiológico es particularmente útil para el diagnóstico de la glomerulonefritis aguda postestreptocócica. La ecografía renal generalmente muestra riñones normales a levemente agrandados bilateralmente con alguna evidencia de aumento de la ecogenicidad, y las radiografías de tórax comúnmente muestran congestión venosa central en un patrón hiliar, cuyo grado es paralelo al aumento del volumen de líquido extracelular. Ocasionalmente, una sombra cardíaca agrandada es evidente. E C NICE (5)

Biopsia Renal: Por lo general la Biopsia de riñón no se recomienda en la evaluación de pacientes con glomerulonefritis aguda postestreptocócica, ya que la historia clínica por lo general es altamente sugestiva y la resolución regularmente inicia dentro de la semana posterior a la presentación. Sin embargo, la realización de una biopsia renal está indicada en pacientes cuya presentación clínica, hallazgos de laboratorio o curso de la enfermedad son atípicos. E 2+ NICE (5)

La biopsia renal está indicada en los siguientes casos:
- Edad de presentación atípica: < 2 años y >12 años
- Historia de enfermedad renal pre-existente
- Pre-Infección
- Sincronización con infección
- Hallazgos de enfermedad renal crónica
- Hallazgos sugestivos de enfermedad sistémica
- Anuria
- Proteinuria en nivel nefrótico
- Deterioro rápido de función renal
- Nivel de complemento sérico (C3) normal Indicaciones de biopsia renal de control
- Oliguria /azoemia > 2 semanas
- TFG baja > 4-6 semanas
- Hipertensión prolongada (> 2-3 semanas)
- Hematuria macroscópica > 4 semanas
- C3 bajo > 8-12 semanas
- Proteinuria baja / media > 6 meses   E C NICE (5)

Tratamiento

Antibioticoterapia: Aunque el tratamiento antibiótico temprano teóricamente reduciría el tiempo de exposición a los antígenos estreptocócicos y por ende el grado de la respuesta inmunológica, no se ha probado que reduzca la incidencia de glomerulonefritis postestreptocócica. E 2+ NICE. Se recomienda iniciar tratamiento con penicilina en niños que presentan glomerulonefritis aguda postestreptocóccica cuando no hayan recibido tratamiento antibiótico previo, o si se tiene cultivo positivo para streptococo beta hemolítico. (5)

Tratamiento de sostén: El tratamiento de sostén para el control de las manifestaciones del síndrome nefrítico agudo postestreptococócico incluye:
- Restricción de agua y sodio
- Aporte calórico adecuado
- Diuréticos tiazídicos o de asa (furosemida) suelen ser suficientes para el control de la sobrecarga hídrica y la hipertensión. (5)

Se deberá prevenir con la vigilancia continua:
- Sobrecarga hídrica
- Falla cardíaca
- Hipertensión
- Hiperkalemia
- Creatinina muy elevada (50% sobre nivel normal)
- Alteraciones neurológicas.   E 2+ NICE (5)

Tratamiento Antihipertensivo: En un 30-45% de los casos puede requerirse el uso de antihipertensivos en la fase aguda. Los bloqueadores de los canales de calcio favorecen la retención hídrica, y los IECA y beta bloqueadores la hiperkalemia. E 2+ NICE (5)

Con el uso de IECA:
Considerar el riesgo potencial de disminuir el filtrado glomerular y causar hiperkalemia.
- Utilizar antagonistas de los canales de calcio asociados con diuréticos.
- El recomendable la utilización de vasodilatadores periféricos. E 2+ NICE (5)

• **Corticoides:** El uso de inmunosupresores, incluyendo bolos de metilprednisolona se reservan a casos de glomerulonefritis rápidamente progresiva con evidencia histológica de medias lunas en más del 50% de los glómerulos; sin embargo, no existe evidencia de su beneficio en la glomerulonefritis postestreptocóccica aún en los casos más graves. E 2+ NICE (5)

Restricción Hidrosalina: limitando la ingesta de líquidos a 300-400 ml/m2 / día (pérdidas insensibles) y la de Na a 1-2 meq/kg/ día.

Diuréticos del asa: Furosemida: necesaria en 80% de los casos. El restablecimiento de la diuresis es fundamental para la resolución del edema, de la hipertensión y de la hipervolemia. Dosis inicial: 1 mg/kg intravenosa (máximo 40 mg). Dosis diaria: 2-4 mg/kg, en 2-3 dosis, oral o intravenosa. Generalmente se necesita durante 1-2 días. (7)

Hipertensión arterial (HTA): se requiere tratamiento antihipertensivo hasta en el 50% de los casos, cuando la gravedad de la hipertensión aconseja no esperar al efecto del tratamiento con diuréticos (furosemida). Se utilizarán preferentemente vasodilatadores (directos y/o antagonistas de canales del calcio), evitando el uso de IECA por su efecto hiperkalemiante. (7)

Hidralazina (vasodilatador arteriolar directo) Oral: 0,75-1 mg/kg/día, repartidos cada 6-12 h (máximo 25 mg/dosis). Intravenoso (intramuscular): 0,1-0,2 mg/kg (máximo 20 mg); se puede repetir cada 4-6 h si precisa. (7)

Nifedipino (antagonista del calcio): 0,25-0,5 mg/kg/dosis (máximo 10 mg/ dosis) oral. Vida media corta, de 2-5 horas, por lo que se puede repetir cada 4-6 horas. Suele ser efectivo y seguro en niños. Aunque puede producir hipotensión impredecible y taquicardia refleja (en adultos la respuesta hipotensora inducida puede ser brusca, intensa y difícil de controlar), por lo que se precisa un control riguroso de la presión arterial. Encefalopatía hipertensiva: infrecuente, pero precisa de un tratamiento enérgico con hidralazina parenteral, nicardipino o nitroprusiato sódico.

Hiperpotasemia: restricción dietética y resinas de intercambio iónico (resín calcio: 1 g/kg).

Tratamiento Etiológico: solo si hay evidencia de infección activa.

Corticoides E Inmunosupresores: se reserva para las formas rápidamente progresivas, con tendencia a la cronicidad, síndrome nefrótico, hipocomplementemia persistente o insuficiencia renal.

Diálisis: En menos del 5 %, en caso de uremia, alteraciones hidroelectrolíticas inmanejables de forma conservadora o sobrecarga cardiocirculatoria grave. (7)

BIBLIOGRAFÍA

1.Jaime,T. (2018,15 de marzo). Síndrome nefrítico. Nefrología básica 2. Recuperado de http://asocolnef.com/wp-content/uploads/2018/03/Cap06.pdf

2.Mur,O., De la Mata,G. (2004). Síndrome nefrítico. Anales de pediatría elsevier, 2(4), 216/222. Recuperado de https://www.elsevier.es/es-revista-anales-pediatria-continuada-51-articulo-sindrome-nefritico-S1696281804716455

3.Torres,M. (2015). Síndrome nefrítico (tesis de pregrado). Universidad Técnica de Ambato, Tungurahua, Ecuador. Recuperado de https://repositorio.uta.edu.ec/ j s p u i / b i t s t r e a m / 1 2 3 4 5 6 7 8 9 / 1 3 0 8 9 / 1 / Torres%20Cabezas%2C%20Mar%C3%ADa%20Cristina.pdf

4.Hernandez,M. (2014). Síndrome nefrítico. Anales de pediatría elsevier, 12(1), 1/9. Recuperado de https://www.elsevier.es/es-revista-anales-pediatria-continuada-51-articulo-sindrome-nefritico-S169628181470160X

5.Diagnóstico y Tratamiento del Síndrome Nefrítico Agudo Post-estreptocócico en Edad Pediátrica Guía de Evidencias y Recomendaciones: Guía de Práctica Clínica. México, Instituto Mexicano del Seguro Social; 2018. Disponible en: http://www.imss.gob.mx/sites/all/statics/guiasclinicas/826GER_0.pdf

6.Martinez, J., Junco, E., Rodriguez, A. (2015) Síndrome nefrítico. Senefro, cap (4). Recuperado de https://www.senefro.org/modules/webstructure/files/cap4.pdf

7.Maseda, A., Romero, F. (2014) Glomerulonefritis aguda postinfecciosa. Protoc diagn ter pediatr (1), 303/314. Recuperado de https://www.aeped.es/sites/default/ files/documentos/19_glomerulonefritis_aguda.pdf

CAPÍTULO 11

Marco Esteban Rodríguez Revelo
Infección del Tracto Urinario

Infección del Tracto Urinario

Una infección del tracto urinario (ITU) en pacientes pediátricos corresponde a una de las enfermedades bacterianas más comunes y graves que pueden encontrar los médicos de atención primaria y los pediatras en general (1,10), y puede ser el primer síntoma de anomalías congénitas de riñón o de tracto urinario, siendo el reflujo vesicoureteral (RVU) el más prevalente (6). Si bien el diagnóstico y el tratamiento de este tipo de infecciones a manera general parece sencillo, el tema continúa siendo uno de los más polémicos ya sea por la ausencia de síntomas clásicos, la dificultad en la recolección de muestras de orina o por la multitud de recomendaciones en cuanto al tratamiento y prevención. La infección aguda puede provocar lesiones renales, bacteriemia, urosepsis e incluso la muerte, y las complicaciones a largo plazo están asociadas a hipertensión, proteinuria, cicatrización e insuficiencia renal (2).

Epidemiología

ITU, es la segunda infección bacteriana más común en la población pediátrica luego de las infecciones localizadas en el tracto respiratorio (7), afecta al 8% de las niñas y hasta el 2% de los niños en los primeros 7 años de vida, además se reporta que el 30% de los pacientes experimenta infecciones recurrentes durante los primeros seis a doce meses después de la infección urinaria inicial (6). Los niños con la prevalencia más alta son los neonatos y niños no circuncidados menores de un año.

El riesgo de contraer esta patología se encuentra incrementado en poblaciones especiales que incluyen niños con anomalías estructurales y funcionales del tracto urinario (3).

Patogenia

En cuanto a la patogenia de la enfermedad, hay que recordar que el tracto urinario que se extiende desde el meato uretral a excepción de la parte distal, hasta los riñones, es considerado un ambiente estéril y resistente a la colonización bacteriana.

La principal defensa contra los patógenos invasores es el vaciado completo de la vejiga durante la micción, además existen otras barreras innatas adicionales tales como: la formación de un recubrimiento de células llamado urotelio que abarca el tracto urinario superior e inferior, el flujo unidireccional de orina, la producción de moco, alteraciones en la composición iónica urinaria (ph y osmolaridad) y finalmente la secreción de péptidos y proteínas antimicrobianas que limitan la invasión bacteriana o directamente destruyen los uropatógenos.

Fisiológicamente en niños pequeños el área periuretral contiene bacterias intestinales (6), Escherichia Coli se encuentra en alrededor del 85-90% de los casos relacionados a este tipo de infecciones y está asociada a la invasión de la vejiga a través de la uretra. Otras bacterias entéricas gram-negativas pueden causar ITU, estas incluyen Klebsiella, Pesudomonas, Proteus, Enterobacter y Citrobacter. Algunos organismos gram-positivos también están implicados, tales como, Staphylococcus Saprophyticus, Enterococcus y menor cantidad S. Aureus (3,10).

Las vías de contagio pueden ser: ascendente, hematógena, por contigüidad y linfática. En general la infección no tiene relación con la higiene (7) . La ruta hematógena es más frecuente en los recién nacidos, mientras que la ruta ascendente se desarrolla de forma característica después del período neonatal (6). La invasión e incursión de estas bacterias al epitelio uretral incluyen varios mecanismos tales como las fimbrias, el uso de flagelos, adhesinas, hemolisinas, aerobactina y toxinas como lipopolisacáridos (6,7), estos constituyen instrumentos esenciales para establecer una (ITU), la agresión de E. Coli desencadena una respuesta inflamatoria del huésped que resulta en la producción de mediadores inflamatorios. Esta respuesta es seguida por la activación de células inmunes innatas que migran al foco infeccioso y facilitan la erradicación de la bacteria invasora. El daño de los tejidos posterior a (ITU) es el resultado de la respuesta inflamatoria antes mencionada, que en la mayoría de los casos es autolimitada, sin embargo, algunos niños pueden presentar cicatrices renales como complicación a largo plazo.

Uropatógenos Atípicos
Casi todas las infecciones urinarias son causadas por bacterias, principalmente E. Coli, sin embargo, ciertos organismos no bacterianos pueden causar ITU en algunas circunstancias. La cistitis viral puede ocurrir

en pacientes inmunocomprometidos, en estos niños puede ocurrir infección por cepas de Adenovirus que podrían causar hematuria, disuria y molestias abdominales. El diagnóstico se hace por PCR del virus y el tratamiento a menudo es sintomático. La cistitis fúngica es rara, pero puede ocurrir en niños que utilizan antibióticos de forma crónica, catéteres permanentes o niños inmunocomprometidos (3).

Factores de riesgo
- ITU previa.
- Historia de fiebre recurrente sin foco.
- Antecedentes familiares de reflujo vesicoureteral o enfermedad renal.
- Disfunción intestinal o vesical.
- Anormalidades estructurales y funcionales del tracto urinario.
- Reflujo vesicoureteral.
- Riñones poliquísticos.
- Vejiga neurogénica.
- Estado de inmunosupresión.
- Neonatos.
- Niños no circuncidados (3,7).

Poblaciones pediátricas con elevado riesgo de infecciones de tracto urinario

Aunque todos los niños son susceptibles a ITU algunos tienen un riesgo mayor (2):
- **Neonatos:** En el primer mes de vida, se presentan un riesgo incrementado debido a un desarrollo incompleto del sistema inmune adaptativo. Por debajo del primer año, la incidencia de ITU es mayor en niños, sin embargo, después del primer año, las niñas presentan mayor riesgo.
- **Circuncisión:** En los niños que no son circuncidados existe un incremento en la incidencia de ITU durante el primer año de vida, esto se debe en parte a que el prepucio puede retener concentraciones altas de uropatógenos que pueden invadir el meato uretral y provocar una infección.
- **Estreñimiento y alteración intestinal:** Cuando hay constipación, la carga bacteriana en las heces aumenta y puede elevar el riesgo de infección. Por lo que se recomienda el tratamiento del estreñimiento.

- **Anomalías anatómicas y funcionales del tracto urinario:** Estas anormalidades pueden provocar obstrucción de la salida de orina, disminuyendo el aclaramiento de los patógenos invasores. Es importante identificar de forma temprana este tipo de anomalías para evitar infecciones recurrentes.
- **Trastornos de la médula espinal:** Los niños con mielomeningocele o que presentan una lesión en la médula espinal tienden a desarrollar vejiga neurogénica que aumenta el riesgo de infección urinaria.

Definiciones y Clasificación

La bacteriuria es definida como la presencia de bacterias en orina. La infección se define como la presencia de microorganismos patógenos en el tracto urinario que resultan en una respuesta inflamatoria sintomática con piuria en muchos casos. Por el contrario, la bacteriuria asintomática es la presencia de bacterias sin piuria. La cistitis se refiere a la presencia de inflamación aislada de la vejiga, se considera más frecuente en niñas mayores de dos años puesto que antes de esa edad, el diagnóstico es dificultoso ya que no existe control de esfínter y no se puede determinar si tiene disuria, poliaquiuria o tenesmo (7).

En contraste la pielonefritis ocurre en la mayoría de las veces cuando las bacterias ascienden por el tracto urinario e infectan al parénquima renal (4).

Una ITU atípica , es una pielonefritis aguda que tiene una mala evolución, es decir presenta síntomas sugestivos de alteraciones anatómicas o funcionales de las vías urinarias tales como: chorro urinario débil, masa abdominal o vesical, aumento de la creatinina, falla de respuesta al tratamiento antibiótico a las 48 horas (7).

ITU recurrentes , se define como 3 o más ITU bajas al año, 2 o más pielonefritis al año, 1 pielonefritis más una ITU baja al año, términos utilizados solamente para control del niño por su recurrencia (7).

durante la ITU indica una mayor probabilidad de pielonefritis lo que condiciona un mayor riesgo de cicatrización renal. Otros autores la clasifican se acuerdo a la afectación anatómica, es decir infecciones del tracto superior

superior o inferior. La infección del tracto superior incluye estructuras como riñones o uréteres y la infección urinaria del tracto inferior implica estructuras como la vejiga y la uretra (4,7).

La identificación correcta de una cistitis, pielonefritis o una infección complicada o no, es útil para determinar el pronóstico y el tratamiento (3).

Presentación Clínica

Las manifestaciones clínicas de una infección del tracto urinario generalmente se asocian a la edad del paciente y al sitio de infección (6), en el caso de una agresión del tracto inferior se presenta con síntomas de urgencia, aumento de frecuencia, disuria y orina de mal olor, aunque en el contexto pediátrico no son muy confiables (6). En contraste la pielonefritis o infecciones del tracto superior están asociada con síntomas más severos en los se que se puede incluir fiebre, dolor en flanco o vómito. En los niños estos síntomas pueden ser de difícil reconocimiento o simplemente pueden estar ausentes e incluso en muchos casos la fiebre puede ser el único síntoma (2). Como consecuencia, desafortunadamente muchas de las ITU probablemente no se diagnostican o lo hacen de forma tardía.

Actualmente la American Academy of Pediatrics (AAP) (5), recomienda que se haga el análisis de una infección del tracto urinario a un paciente que se encuentre entre los dos meses de edad y los dos años y que además presente fiebre sin foco (evidencia sólida) (6).

Junto a la fiebre, algunos niños, en especial los recién nacidos, puede presentar irritabilidad, problemas de alimentación, vómito, falta de crecimiento, sensibilidad suprapúbica o dolor abdominal significativo que puede hacer sospechar esta patología. Hay que tener presente que cualquier cambio de hábito miccional como incontinencia o enuresis, en niños que no presentaban previamente estos síntomas debe hacer sospechar ITU (7).

En contextos de enfermedad grave, el paciente puede presentarse con bacteriemia y síndrome de respuesta inflamatoria sistémica o urosepsis.

La urosepsis se define como la presencia de síndrome de respuesta inflamatoria sistémica más la evidencia de una causa infecciosa. El caso del shock séptico se define como la urosepsis más hipotensión (2).

Se recomienda investigar la presencia de infección de vías urinarias en las siguientes circunstancias: Cualquier niño con síntomas urinarios, fiebre inexplicable, recién nacido con signos o síntomas de bacteriemia, cualquier niño con elevación de bilirrubina conjugada (6).

Historia Clínica y Examen Físico

La historia clínica debe enfocarse además de los síntomas antes mencionados, en una anamnesis que involucre preguntas tales como, si existió enfermedades urinarias previas, la edad de la primera infección, información acerca de malformaciones urinarias ya diagnosticadas que podrían haberse observado en el periodo prenatal o posnatal, cirugías y antecedentes familiares de ITU.

La exploración física debe incluir: peso, talla, masas abdominales, integridad de la columna, tono del esfínter anal, entre otras. Hay que prestar atención en la fiebre y en los focos probables de la misma, buscar signos de estreñimiento, presencia de dolor en fosa renal o riñón palpable, buscar trastornos genitales como fimosis, vulvitis, estenosis de meato posterior a una circuncisión (2).

Diagnóstico

Una ITU se presume frente a una historia clínica, el examen físico y un examen de orina sugerentes. Si estos nos hacen sospechar, se inicia con antibiótico empírico mientras se espera la confirmación. La ITU se confirma con urocultivo y el tratamiento se ajusta de acuerdo con el antibiograma en 48 horas (7,2).

Recolección de Orina

Entre los principales métodos de recolección de orina se encuentra los métodos invasivos y no invasivos, los métodos no invasivos corresponden al recolector u orina por segundo chorro miccional y los métodos invasivos (recomendados antes del control de esfínter) corresponden al sondaje vesical y punción suprapúbica. Es posible tomar la muestra con recolector en niños sin control de esfínter si no se dispone de personal capacitado para realizar un sondaje vesical, aunque no es el método recomendado. El recolector debe estar colocado por un máximo de 20 minutos y si el niño no orina debe cambiarse por otro.

Debido al alto índice de contaminación y al retraso en el inicio del tratamiento en el caso de las bolsas recolectoras, estas no deberían elegirse como método de toma de urocultivo cuando existe la posibilidad de realizar sondaje vesical. El urocultivo tiene un alto valor predictivo negativo, por lo que, si la muestra es negativa, se descarta una ITU. Es importante conocer cual es el número de unidades formadoras de colonias que son necesarias para considerar un diagnóstico positivo, estas dependerán del método de recolección de la muestra (7).

Número de unidades formadoras de colonias para considerar el urocultivo positivo, según el método de toma de muestra (7):
* **Recolector:** >100.000 UFC /ml (debe confirmarse por otro método).
* **Sondeo vesical:** > 10.000 UFC/ml.
* **Punción suprapúbica:** cualquier recuento.

Tira Reactiva

Respecto a la interpretación del resultado de la tira reactiva, es importante tener en cuenta que sólo sirve como orientación, este examen no hace el diagnóstico, pero si no se dispone de otro método, puede servir como guía (7,2).

Leucocitos (+) Nitritos (+):	Enviar muestra para urocultivo (URC) y examen de orina completa (OC) e iniciar antibiótico.
Leucocitos (-) Nitritos (+):	Enviar para OC + URC e iniciar antibiótico.
Leucocitos (+) Nitritos (-):	Si no existen síntomas específicos de ITU, no iniciar tratamiento hasta tener resultado de OC + URC. Considerar una infección genital.
Leucocitos (-) Nitritos (-):	En pacientes asintomáticos descarta ITU. En pacientes sintomáticos tomar una muestra de OC + URC para descartar ITU y no iniciar tratamiento antibiótico empírico.

Estudios Complementarios

Varias sociedades recomiendan un ultrasonido renal y vesical después de la primera infección urinaria febril en lactantes y niños pequeños para la detección de anomalías anatómicas que requieran una evaluación adicional (2,3).

Además, se puede incluir otros exámenes para pesquisa o detección de complicaciones de los cuales no todos se realizan (7), entre ellos:

- **Ecotomografía renal y vesical con o sin doppler:** muestra la anatomía del parénquima renal, uréteres y vejiga, la presencia de dilataciones, el tamaño, número y ubicación renal. Cuando se realiza con doppler, permite evaluar la perfusión del parénquima.

- **Uretrocistografía miccional (UCG):** Útil para evidenciar la presencia de reflujo vesicoureteral (RVU), pero su uso es cuestionado ya que es un método invasivo y puede tener compliaciones.

- **Cistografía isotópica directa (CID):** Es el equivalente en medicina nuclear a la uretrocistografía miccional. Este examen busca determinar la presencia o no de reflujo. No se recomienda como primer estudio en búsqueda de (RVU), ya que no permite evaluar la condición de la vejiga ni uretra.

- **Cintigrama renal con DMSA Tc 99 (ácido dimercaptosuccínico):** se inyecta un radioisótopo (DMSA) que se fija en las células tubulares del riñón que están sanas. Se puede pedir en el cuadro agudo para objetivar la pielonefritis en ITU febril e ITU dudosa, sin embargo, no se encuentra disponible.

El riesgo de desarrollo de cicatriz renal después de una infección del tracto urinario es cambiante, generalmente va desde un 5 a 64%. Las alteraciones anatómicas graves en etapa aguda tienen relación con las cicatrices renales. La mayoría de las cicatrices renales son leves o unilaterales y sólo las graves o bilaterales se asocian con el desarrollo de hipertensión arterial (7).

Tratamiento

El tratamiento debe ser inmediato una vez confirmado el diagnóstico de ITU o si se tiene una alta sospecha clínica (2). El objetivo del tratamiento es aliviar los síntomas, evitar complicaciones y prevenir la cicatriz renal. Como se mencionó en apartados previos, la terapia antibiótica empírica se inicia tan pronto se sospecha la infección previa toma de muestra, luego se ajusta una vez que se obtenga el resultado del urocultivo en 48 horas (3).

Dependiendo de la condición clínica y la edad del niño, la ITU puede tratarse en forma ambulatoria con terapia vía oral u hospitalizado. Tanto las guías NICE como la AAP consideran que las terapia oral o intravenosa son igualmente efectivas (2).

Terapia Antimicrobiana

En términos generales siempre se debe cubrir la E.Coli. La terapia antibiótica puede administrarse por vía oral o intravenosa, de forma empírica según localización de la infección y grupo etario y debe ajustarse según antibiograma a las 48 horas. El tratamiento en general tiene una duración de 7 a 14 días (1,2,3,7).

ANTIBIÓTICOS EMPÍRICOS Y DOSIS RECOMENDADAS (1,2,3,7).		
ANTIBIÓTICO	*DOSIS RECOMENDADA*	*DOSIS MÁXIMA*
AMOXICILINA CLAVULANATO	20–40 mg/kg/d dividido en 3 tomas.	500 mg/dosis
TRIMETOPRIMA/ *Sulfametoxazol*	2–24 meses: 6–12 mg/kg/d dividido en 2 tomas. >24 meses: 8 mg/kg/d dividido en 2 tomas.	160 mg/dosis
NITOFURANTOINA	5–7 mg/kg/d divido en 4 tomas Este medicamento no se utiliza en paciente con ITU alta o en menores de 3 meses de edad.	100 mg/dosis
CEFALEXINA	50–100 mg/kg/d divido en 4 tomas.	

	>15 años: 500 mg 2 veces al dia.	
Cefpodoxima	10 mg/kg/d divido en 2 tomas.	
CEFIXIMA	8 mg/kg/d una vez al dia.	400 mg/día
CEFUROXIMA	20–30 mg/kg/d dividido en 2 tomas.	500/dosis

Indicaciones de hospitalización

- Recién nacido y menor de 3 meses (mayor riesgo de hacer urosepsis).
- ITU febril con compromiso del estado general (independiente de la edad).
- Urosepsis.
- Hiperemesis con mala tolerancia al uso de antibióticos orales.
- Deshidratación.
- Riesgo social – rural – poco acceso a atención de salud (7).

Antibióticos Intravenosos
- Cefotaxima 100 – 150 mg/Kg/día c/6 – 8 h.
- Amikacina 15 mg/Kg/día en 1 o 2 dosis.
- Gentamicina 5 – 7 mg/Kg/día en 1 o 3 dosis (6,7).

Si el gram de orina muestra cocos gram positivos, se debe agregar ampicilina 200 mg/kg/día cada 6 horas por sospecha de Enterococo.

Prevención
El papel de la profilaxis ha sido objeto de debate y cada vez está siendo más cuestionada (3,7). La mayor parte de la evidencia sobre el uso de profilaxis proviene de estudios en niños con (RVU) e ITU recurrentes. En los últimos años ha existido una tendencia a un menor uso antibiótico ya sea por el aumento de la resistencia bacteriana, su cuestionada eficacia, además de una baja adherencia al tratamiento. Sin embargo, en niños seleccionados esta terapia puede resultar eficaz en la prevención de infecciones urinarias recurrentes y secuelas a largo plazo. Hay que considerar que identificar a los niños con riesgo de daño renal no es fácil, e incluso en la actualidad este tema se sigue investigando de forma permanente.

La profilaxis antibiótica estaría indicada en algunos casos como por ejemplo el diagnóstico antenatal de anomalía de vía urinaria mientras se completa el estudio, menores de dos años con ITU febril hasta completar estudio de imágenes, RVU GIII o mayor, ITU recurrente y disfunción vesical mientras mejora el patrón miccional. Los estudios norteamericanos recomiendan el uso de Trimetoprima/Sulfametoxazol para realizar profilaxis considerando riesgo beneficio (9). Las guías chilenas de pediatría recomiendan el esquema que se va a tomar adaptándolo al contexto nacional.

Los antibióticos de elección utilizados para profilaxis
• Nitrofurantoína 1 – 2 mg/Kg/día VO.
• Cefadroxilo 10 a 15 mg/Kg 1 vez al día.

Otras Medidas Profilácticas
Terapias como el jugo de arándanos ha sido estudiado como agentes profilácticos en pacientes con infecciones del tracto urinario recurrentes. Estudios recientes y revisiones de este tema han concluido que no existe evidencia suficiente para asignar un significado benéfico a estos agentes (8).

1.Okarska-Napierała, M., Wasilewska, A., & Kuchar, E. (2017). Urinary tract infection in children: Diagnosis, treatment, imaging; Comparison of current guidelines. Journal of Pediatric Urology , 13 (6), 567–573. https://doi.org/10.1016/j.jpurol.2017.07.018 15

2.Lindsey Korbel, Marianella Howell & John David Spencer (2017): The clinical diagnosis and management of urinary tract infections in children and adolescents, Paediatrics and International Child Health, http://dx.doi.org/10.1080/20469047.2017.1382046

3.Millner, R., & Becknell, B. (2019, February 1). Urinary Tract Infections. Pediatric Clinics of North America. W.B. Saunders. https://doi.org/10.1016/j.pcl.2018.08.002

4.Kaufman, J., Temple-Smith, M., & Sanci, L. (2019). Urinary tract infections in children: an overview of diagnosis and management. BMJ Paediatrics Open, 3(1). https://doi.org/10.1136/bmjpo-2019-000487

5.Subcommittee On Urinary Tract I. Reaffirmation of AAP clinical practice guideline: the diagnosis and management of the initial urinary tract infection in febrile infants and young children 2–24 months of age. Pediatrics. 2016 ;138 fecha de consulta 17 de abril de 2020 de https://pediatrics.aappublications.org/content/138/6/e20163026

6.Simões e Silva, A. C., Oliveira, E. A., & Mak, R. H. (2020, March 1). Urinary tract infection in pediatrics: an overview. Jornal de Pediatria. Elsevier Editora Ltda. https://doi.org/10.1016/j.jped.2019.10.006

7.Perret, C. (2020). Manual de Pediatría [PDF] (Segunda Edición ed., Vol. 2). Recuperado de https://medicina.uc.cl/publicacion/manual-de-pediatria/

8.Jepson, R. G., Williams, G., & Craig, J. C. (2012). Cranberries for preventing urinary tract infections. Cochrane Database of Systematic Reviews , (10). https://doi.org/10.1002/14651858.CD001321.pub5

9.Desai, Sanyukta MD* ; Fisher, Brian DO, MPH, MSCE† Impact of Trimethoprim-sulfamethoxazole Urinary Tract Infection Prophylaxis on Non-UTI Infections, The Pediatric Infectious Disease Journal: April 2019 - Volume 38 - Issue 4 - p 396-397 doi: 10.1097/INF.0000000000002167.

10.Jepson, R. G., Williams, G., & Craig, J. C. (2012). Cranberries for preventing urinary tract infections. Cochrane Database of Systematic Reviews, (10). https://doi.org/10.1002/14651858.CD001321.pu

CAPÍTULO 12

Rodrigo Fernando Ruiz Flores
Anemia

Anemia

Definición

La anemia es una de las patologías mas frecuentes de la infancia diagnosticadas y tratadas en el primer nivel de atención de salud y se define como el déficit en el recuento de glóbulos rojos y hemoglobina por debajo de la normalidad (2 desviaciones estándar) respecto para la media de la edad y el sexo.

Puede producirse anemia por aumento de las pérdidas (hemorragia), eritropoyesis insuficiente o inadecuada, hemólisis acelerada o por una combinación de causas.

La ferropenia es la deficiencia nutricional más frecuente en el mundo y la anemia ferropénica la enfermedad hematológica más común en la edad pediátrica, con una prevalencia estimada del 10-20%.

Los Eritrocito o tambien llamados glóbulos rojos o hematíes, son las células sanguíneas más abundantes y relativamente pequeñas de los mamíferos. Su principal misión es transportar O_2 y CO_2 entre los tejidos y los pulmones. En humanos el número habitual de eritrocitos en sangre difiere entre sexos: 4,6 millones/mm3 para mujeres y 5 millones/mm3, aunque es mayor en personas que residen a grande altitudes donde la concentración de oxígeno es menor. Tienen forma de disco bicóncavo, con la zona central deprimida debido a la ausencia de núcleo, miden unos 8 μm de diámetro y unas 2 μm de espesor en la zona más ancha. No poseen orgánulos, ni citoesqueleto transcelular, contiene unos 450 mg/ml de hemoglobina.

La Hemoglobina es la responsable del color rojo de la sangre y es la principal proteina de los eritrocitos (hay unos 15 g/dl de sangre). Cada molécula de Hb está formada por 4 subunidades y cada subunidad consiste en un grupo hemo (que contiene 1 átomo de hierro) unido a una globina. La fracción con hierro de la Hb se une de forma reversible al O_2 para formar oxihemoglobina.

El hematocrito representa la proporción del volúmen sanguíneo total que ocupan los hematíes. En condiciones normales es del 38% (±5) en la mujer y del 42% (±7) en el hombre.

El volúmen corpuscular medio (VCM) es el volúmen medio de cada eritrocito. Es el resultado de dividir el hematocrito por el número de hematíes. Su valor normal esta entre 82-92 fl (fentolitros). Si es mayor se dice que hay una macrocitosis y si es menor, una microcitosis.

La hemoglobina corpuscular media (HCM) es el contenido medio de Hb en cada eritrocito. Es el resultado de dividir la cantidad de hemoglobina total por el número de hematíes. Su valor normal es de unos 28 pg (picogramos).

La concentración corpuscular media de hemoglobina (CCMH) proporciona un índice del contenido medio de Hb en la masa de eritrocitos circulantes. Es el resultado de dividir la cantidad de hemoglobina total por el hematocrito. Su valor es de unos 33 g/dl.

La velocidad de sedimentación globular (VSG) es la velocidad con que los hematíes sedimentan en un tubo de sangre descoagulada. En condiciones normales es de 2-10 mm en la primera hora. Aumenta en casos de infecciones o inflamaciones. En el embarazo puede estar alta de forma fisiológica.

Valores Normales
Los valores normales de Hb y hematocrito (Hto) varían considerablemente en función de la edad y el sexo. Durante los primeros meses de vida, los valores se ven inluenciados por la edad gestacional y el peso de nacimiento.

En general, los lactantes nacidos pretérmino y de bajo peso, aunque al nacer tengan hemoglobinas comparables a los nacidos de buen peso, presentan durante los primeros meses de vida valores más bajos de hemoglobina, situación que favorece la aparición más marcada de anemias carenciales.

1 Valores normales de hemoglobina y hematocrito

Edad	Hemoglobina (g/dl)	Hematocrito (%)
6 a 23 meses	11 – 12,5	33 – 37
2 a 4 años	11 – 12,5	34 – 38
5 a 7 años	11,5 – 13	35 – 39
8 a 11 años	12 – 13,5	36 – 40
Mujer de 12 a 14 años	12 – 13,5	36 – 41
Varón de 12 a 14 años	12,5 – 14	37 – 43
Mujer de 15 a 17 años	12 – 14	36 – 41
Varón de 15 a 17 años	13 – 15	38 – 46

2 Valores normales de Volúmen Corpuscular Medio (VCM)

Edad	VCM (fl)
Nacimiento	98 a 108
1 mes	85 a 104
2 meses	77 a 96
3 a 6 meses	74 a 91
6 meses – 23 meses	70 a 77
2 a 4 años	73 a 79
5 a 7 años	76 a 83
Mujer de 12 a 14 años	78 a 85
Varón de 12 a 14 años	78 a 86
Mujer de 15 a 17 años	79 a 87
Varón de 15 a 17 años	78 a 86

Manifestaciones Clínicas

La gravedad y la sintomatologia de la anemia depende de la capacidad regenerativa de la médula ósea y de su velocidad de instauración.

La mayoría de pacientes no desarrollan sintomatología, los que presentan sintomatología pueden referir uno o mas de los siguientes:
- Cansancio, fatiga o intolerancia al ejercicio.
- Irritabilidad.
- Anorexia.
- Pica.
- Retrasos del desarrollo, del aprendizaje o deficit de atención.
- Piel o mucosas palidas.
- Taquicardia, dilatación cardiaca o soplo sistólico.
- Rágades bucales, aumento en la caída del cabello, alteraciones ungueales.
- Esplenomegalia.
- Ictericia cutánea o conjuntival, coluria, acolia.

Clasificación

En el siguiente cuadro se citan la clasificación de las anemias dependiendo la morfología y recuento eritrocitario, y posteriormente iremos describiendo las principales causas de anemia en la edad pediátrica.

3 Clasificación de las anemias

Microcítica	Recuento eritrocitario	Bajo	Déficit de hierro Rasgo Talasémico Enfermedad crónica Saturnismo Anemia sideroblástica Déficit de cobre
		Elevado	Síndromes talasémicos Trastornos con hemoglobina C y E
Normocítica	Recuento eritrocitario	Bajo	Enfermedades crónicas Aplasia de Eritrocitos Neoplasias Insuficiencia renal Hemorragia aguda Hiperesplenismo Síndrome Hemo fagocítico
		Elevado	Hemolisis mediada por anticuerpos Hiperesplenismo Microangiopatía Enzimopatias Hemoglobinopatías
Macrocítica	Recuento eritrocitario	Bajo	Déficit de folatos Déficit de vitamina B12 Anemia aplásica adquirida Anemia aplásica congénita Inducida por fármacos Trisomía 21 Hipotiroidismo
		Elevado	Hemolisis activa Anemia diseritropoyetica tipo I y II

Anemia Fisiológica Del Lactante

Los niveles de Hemoglobina y Hematocrito de los recién nacidos son mayores en relación a los valores observados en los niños y adultos. A partir de la primera semana y hasta la sexta u octava semana de vida, se produce una disminución de progresiva de los niveles de Hemoglobina. Este efecto es asociado a la hipoxia tisular generada por tener mayor afinidad de la Hemoglobina Fetal por el O2, estimula la secreción de eritropoyetina y su acción en la médula ósea.

Se favorece entonces, el cambio de Hb fetal por Hb del adulto, que posee menor afinidad y puede otorgar mayor cantidad de O2 a los tejidos.

Representa una adaptación fisiológica a la vida extrauterina que alcanza el equilibrio en la producción entre las octava y doceava semanas de vida.

Los lactantes nacidos pretérmino desarrollan una anemia fisiológica más marcada y precoz entre la tercera y sexta semana.

Las deficiencias nutricionales pueden agravar la anemia, por esta razón la importancia de la profilaxis con hierro en los lactantes.

Anemia Ferropénica

Es la patología por déficit de hierro más frecuente en la infancia. Afecta al 30 % de la población mundial, teniendo mayor incidencia entre los 6 y 24 meses y en la adolescencia.

El signo clínico característico es la palidez, sobre todo en las anemias leves a moderadas. En casos más graves puede aparecer irritabilidad, taquicardia y soplo sistólico.

La Deficiencia de hierro, a largo plazo, puede producir trastornos en las funciones neurológicas e intelectuales.

Causas

El estado nutricional de hierro de una persona depende del balance determinado por la interacción entre contenido en la dieta, biodisponibilidad, pérdidas y requerimientos por crecimiento. Hay periodos de la vida en que este balance es negativo, debiendo el organismo recurrir al hierro de depósito para sostener una eritropoyesis adecuada. Durante los mismos, una dieta con insuficiente cantidad o baja biodisponibilidad de hierro agrava el riesgo de desarrollar una anemia ferropénica.

4 Causas de anemia ferropenica

Causas de anemia ferropénica

Absorción insuficiente
    -Ingesta   dietética   insuficiente o inadecuada
    -Sindrome de malabsorción
    -Resección intestinal
Depósitos disminuidos
    -Prematuros
    -Gemelares
    -Hemorragia intrauterina (transfusión feto-materna o gemelo-gemelar)
Aumento de requerimientos
    -Crecimiento acelerado
    -Lactantes
    -Adolescentes
    -Embarazo
    -Lactancia
Pérdidas aumentadas
    -Hemorragias perinatales
    -Hemorragias digestivas
Pérdidas menstruales excesivas
    -Epistaxis reiteradas
    -Pérdidas de sangre por otros órganos

Diagnóstico
Deberá basarse en:
1. Anamnesis
•Tipo de dieta: Déficit en la ingesta de alimentos ricos en hierro, exceso de carbohidratos y leche, suplemento de hierro, tipo de suplementación.
•Antecedentes de prematurez, embarazos múltiples y déficit de hierro en la
•madre.
•Antecedentes de patología perinatal.
•Pérdidas de sangre: color de heces, epistaxis, hematuria, hemoptisis, etc.
•Trastornos gastrointestinales: diarrea, esteatorrea, etc.
•Procedencia   geográfica: zonas endémicas de parasitosis.
•Hábito de pica
•Trastornos cognitivos: bajo rendimiento escolar, etc.

2. Examen físico completo

3. Estudios de laboratorio:

•Hemograma y frotis.

•Morfología   eritrocitaria:

•Recuento de reticulocitos: Se espera un resultado normal o bajo. Si está aumentado, investigar pérdidas por hemorragia o posibilidad de otro diagnóstico.

•Pruebas que evalúan el estado del hierro:

• **Hierro del compartimiento funcional:** Ferremia, Capacidad total de saturación de hierro (CTSH), Transferrina, Porcentaje de saturación de la transferrina, Protoporfirina

libre eritrocitaria, Receptores solubles de transferrina.

• **Hierro del compartimiento de depósito:** Ferritina sérica, Hemosiderina en médula ósea.

Tratamiento

El tratamiento debe apuntar a corregir la anemia, almacenar hierro en depósitos y corregir la causa primaria.

Corrección de la Causa Primaria

 Administración de la dieta adecuada, tratamiento de las parasitosis, control del reflujo gastroesofágico, manejo del síndrome de malabsorción, control de pérdidas ocultas.

Tratamiento con Hierro

Puede administrarse indistintamente por vía oral o parenteral

•**Vía Oral:** Es de elección.

• la dosis es 3-6 mg/kg/día, fraccionada en 1-3 tomas diarias.

•El preparado de elección es el sulfato ferroso, que debe administrarse alejado de las comidas (media hora antes o dos horas después).

•Cuando la intolerancia al sulfato impida realizar el tratamiento, debe intentarse con otros preparados; el que mejor tolerancia presenta es el hierro polimaltosa.

•El tiempo de administración es variable: una vez alcanzados valores normales de hemoglobina y hematocrito debe continuarse, a igual dosis, durante un tiempo similar al que fue necesario para alcanzar la

normalización.
- Las complicaciones habituales son: intolerancia digestiva (náuseas, constipación, diarrea, vómitos, dolor abdominal) y coloración negruzca de dientes (reversible con la suspensión del tratamiento).

•Vía Parenteral: Se utilizará en casos de intolerancia digestiva grave al hierro oral, patología digestiva que contraindique la vía oral, o presunción firme de tratamiento oral insuficiente o inadecuado.

La dosis total a administrar, se calcula según La siguiente fórmula:

$$\frac{(Hb\ teorica\ \left[\frac{g}{dl}\right] - Hb\ real\ \left[\frac{g}{dl}\right]\ x\ volemia\ (ml)x3.4x1.5}{100} = mg\ de\ hierro$$

- La cantidad total de miligramos de hierro resultante deberá fraccionarse en dosis que no excedan de 1,5 mg/kg/día, a administrarse cada 2-3 días.
- El preparado recomendado para administración intramuscular es el hierro sorbitol; para administración endovenosa se puede utilizar hierro sacarato o hierro gluconato.
- Las complicaciones que pueden observarse son: dolor en el sitio de inyección, linfadenitis regional, hipotensión arterial, shock anafiláctico, cefalea, malestar general, urticaria, fiebre, mialgias, artralgias.

Respuesta adecuada al tratamiento
- 12-24 horas: mejoría subjetiva (menor irritabilidad, mayor apetito).
- 48-72 horas: reticulocitosis (máxima entre 5-5 días.)
- 1 mes: Aumento de la Hb (1 gr/ dl a los 30 días).
- 1-3 meses: Repleción de los depósitos.

Transfusión de sangre: la indicación de transfusión en pacientes con anemia ferropénica. Es una decisión clínica que debe adoptarse dentro del siguiente contexto:

- Con hemoglobina =7 g/dl: no transfundir excepto para corregir hipoxemia en pacientes con insuficiencia respiratoria.
- Con hemoglobina <7 g/dl: transfundir:

• Para corregir descompensación hemodinámica.
• Si coexiste con insuficiencia respiratoria.
• Si hay factores agravantes (desnutrición, infección, diarrea crónica).
• Si la hemoglobina es inferior a 5 g/dl.

Profilaxis

Se administra sulfato ferroso a pacientes con factores de riesgo (prematuros, gemelares, niños alimentados con leche de vaca, niños con patologías de mal absorción gastrointestinal, niños que hayan sufrido hemorragias en perinatología), deberá prolongarse hasta los 12-18 meses de edad y las dosis de administracion son:

•En recién nacidos de término: 1 mg/kg/ día, comenzando antes del 4 mes de vida.
•En recién nacidos pretérmino (1.500-2.500 O g): 2 mg/kg/día, comenzando antes del segundo mes de vida.
•En recién nacidos pretérmino de muy bajo peso (750-1.500 g): 3-4 mg/kg/ día, comenzando
•durante el primer mes de vida.
•En recién nacidos pretérmino de peso extremadamente bajo (<750 g): 5-6 mg/kg/día, comenzando durante el primer mes de vida.

A todos los pacientes se deberá recomendar dieta compuesta por alimentos con alta biodisponibilidad de hierro, promover la importancia de la lactancia materna, una vez iniciada la alimentación con sólidos, la Introducción precoz de alimentos ricos en hierro.

La fortificación de alimentos se considera una herramienta eficaz para la prevención de la ferropenia, pero su verdadera utilidad no ha sido aún claramente establecida. Asimismo, se debe tener en cuenta que su ingesta indiscriminada por niños no carenciados de hierro conlleva el posible riesgo de enfermedad por sobrecarga de Hierro (hemocromatosis).

Incremento del hierro de depósito al nacimiento. Se recomienda
la ligadura tardía del cordón umbilical (1-3 minutos luego del nacimiento), con esta practica se logra aumentar los depósitos de hierro corporal en aproximadamente 30% y disminuir la incidencia de anemia ferropénica.

BIBLIOGRAFÍA

1.Kliegman RM, Arvin AM (eds.). Nelson. Tratado de Pediatría, 19ª ed. Barcelona Elsevier; 2012.

2.M. R. Pavo García , M. Muñoz Díaz, Anemia en la edad pediátrica, Pediatr Aten Prim. 2016;9(4):149-55.

3.A. Hernández Merino, Anemias en la infancia y adolescencia. Clasificación y diagnóstico, Pediatr Integral 2012; XVI(5): 357-365.

4.Dr. Hugo Donato, Dra. Alejandra Cedola, anemia ferropénica. Guía de diagnóstico y tratamiento, Sociedad argentina de Pediatría, 2009; 107(4):353 361.

5.Dr. Hugo Donato, Dra. Norma Piazza C, Deficiencia de hierro y anemia ferropénica. Guía para su prevención, diagnóstico y tratamiento , Sociedad Argentina de Pediatría, (2017);115 Supl 4:s68-s82 , http://dx.doi.org/10.5546/aap.2017.s68

6.Julie T. Vieth, David R. Lane, Anemia, Hematol Oncol Clin N Am 31 (2017) 1045–1060 http://dx.doi.org/10.1016/j.hoc.2017.08.008

www.ingramcontent.com/pod-product-compliance
Lightning Source LLC
Chambersburg PA
CBHW040942110726
48006CB00007B/1232